# 普外科临床思路与手术

主编　黄付平　王传伟　秦修强　杜华英

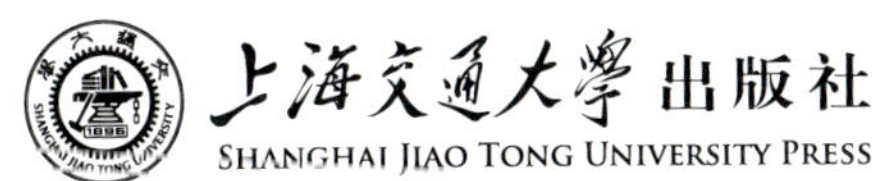

内容提要

本书重点介绍了普通外科常见疾病的概念、病因、发病机制、病理生理、临床表现、实验室检查、诊断与鉴别诊断，以及治疗等内容，并对临床的每一工作环节、每一步骤，以及每一具体手术操作的内容、特点、要求及方法，都进行了严格的把控。本书可作为普通外科临床医师的专业参考书籍。

图书在版编目（CIP）数据

普外科临床思路与手术 / 黄付平等主编. -- 上海 ：上海交通大学出版社，2024.8. -- ISBN 978-7-313-31018-7

Ⅰ. R6

中国国家版本馆CIP数据核字第2024J5Y954号

普外科临床思路与手术

PUWAIKE LINCHUANG SILU YU SHOUSHU

主　　编：黄付平　王传伟　秦修强　杜华英

出版发行：上海交通大学出版社　　地　　址：上海市番禺路951号

邮政编码：200030　　电　　话：021-64071208

印　　制：广东虎彩云印刷有限公司

开　　本：710mm × 1000mm 1/16　　经　　销：全国新华书店

字　　数：202千字　　印　　张：11.5

版　　次：2024年8月第1版　　插　　页：2

书　　号：ISBN 978-7-313-31018-7　　印　　次：2024年8月第1次印刷

定　　价：198.00元

BIANWEIHUI 编委会

## 主　编

黄付平　王传伟　秦修强　杜华英

## 副主编

徐新兵　徐守莉　姜林波　李胜滨

## 编　委（按姓氏笔画排序）


马世刚　山东省枣庄市胸科医院（枣庄市肿瘤医院）

王传伟　山东中医药大学附属医院东营医院（东营市中医院）

尹立阳　河北省邯郸市中心医院

杜华英　山东省枣庄市立医院

李胜滨　山东省济南市长清区中医医院

姜林波　山东省菏泽市第三人民医院

秦修强　山东省滕州市中医医院（市工人医院）

徐守莉　山东省滕州市中医医院（市工人医院）

徐新兵　山东省泰安市宁阳县蒋集镇卫生院

黄付平　山东省邹平市中心医院

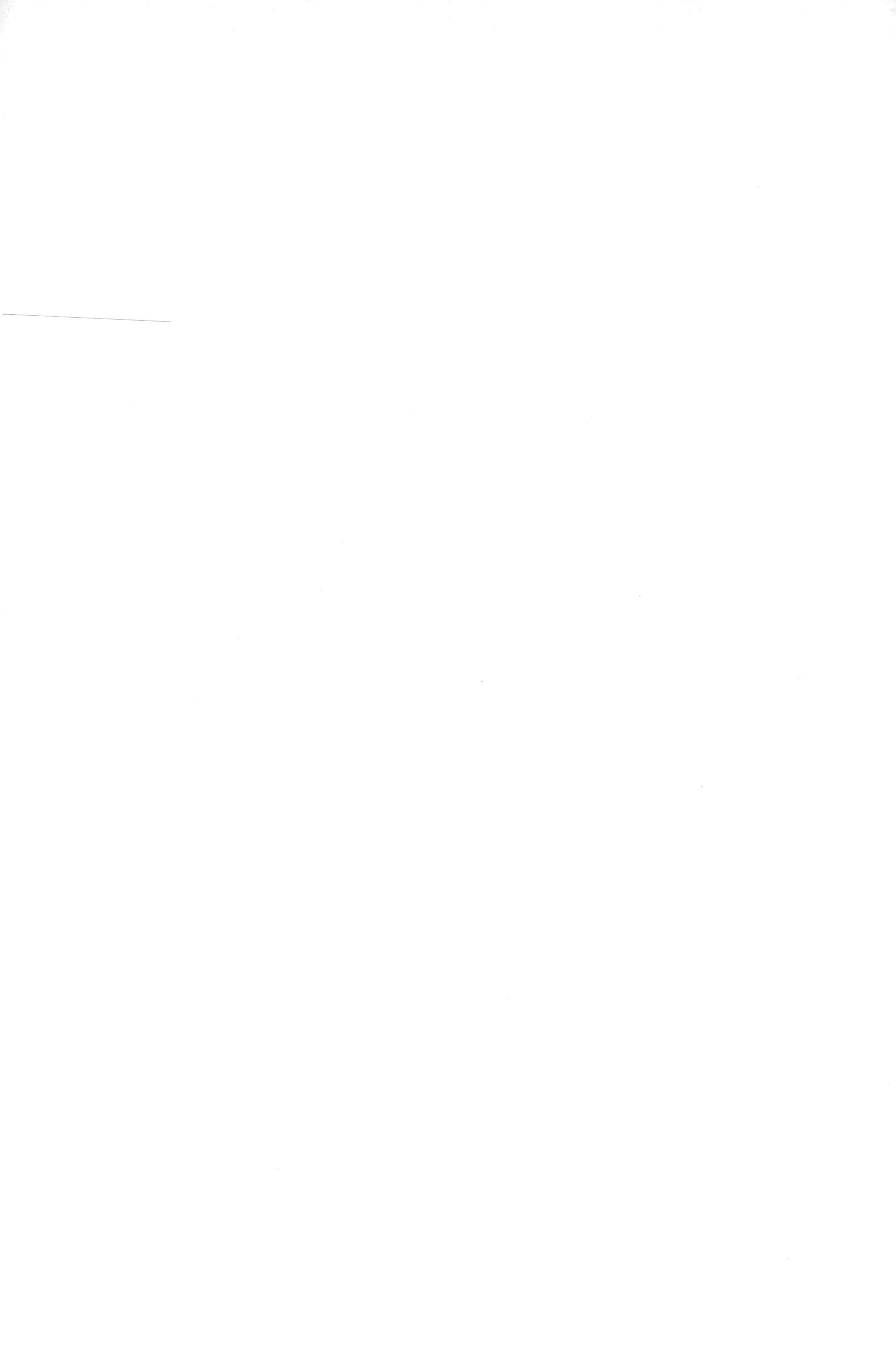

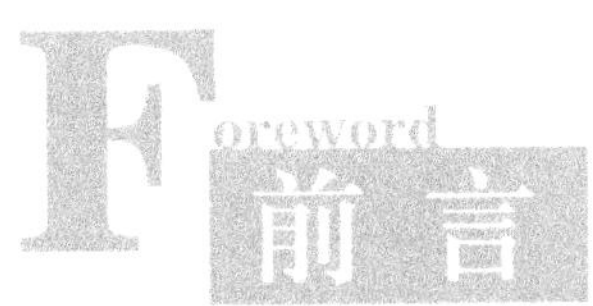

# 前言

随着现代医学的迅速发展，普通外科学在专业化发展的基础上，专业细化和亚专科的发展成为必然；同时，新技术的应用和新设备的问世使诊疗方式和手段持续改进，新的诊疗方法层出不穷，推动着专业技术和诊疗理念向高精尖的方向发展。特别是近年来，外科学随着细胞和分子生物学、生物物理学、病理生理学、免疫学等基础理论的深入研究，临床诊断手段、治疗方法均有了显著的发展，在外科领域内它们又相互渗透。为了沟通各科之间的信息，便于外科医师更好地参与临床实践，提高诊疗水平，我们特组织一批专家编写了这本《普外科临床思路与手术》。

本书重点介绍了普通外科常见疾病的概念、临床表现、实验室检查、诊断与鉴别诊断，以及治疗等内容。编写时，编者参考了国内外最新、最权威的相关专业书籍，并与其自身临床经验做了很好的结合，对临床的每一工作环节、每一步骤，以及每一具体操作的内容、特点、要求及方法，都进行了严格的把控，尤其是对临床诊断技巧、手术操作要领、手术操作难点与疑点等进行反复推敲，保证内容简明扼要、系统全面、规范实用。本书最大的亮点是将科学的临床诊疗思维与丰富的临床实践经验融会贯通，深入浅出，主题鲜明，涵盖内容全面而严谨，可作为普通外科临床医师的专业参考书籍。

本书力求全面总结国内外普通外科领域的最新理论、研究进展，但由于学科发展迅速，且编者们均身负繁重的临床治疗工作，编写时间有限，书中难免有不足之处，恳请广大读者见谅，并给予批评指正，以便再版时予以修正。

《普外科临床思路与手术》编委会

2024 年 2 月

Contents
# 目录

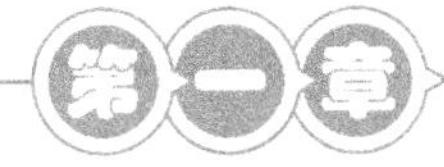

# 普通外科常用操作技术

## 第一节 显　　露

良好的手术野显露是保证手术顺利进行,防止手术副损伤的前提,深部手术野的显露更为重要。要做到良好的显露,必须注意以下几点。

### 一、手术途径

手术途径即切口,根据病变和术式来设计施行。理想的手术切口应符合下述要求:①充分的手术野显露,以利于手术操作。原则上,切口应尽量接近病变部位,切口的位置和方向应便于延长扩大。②尽量减少组织的创伤,一则可以减少出血,缩短切开和缝合的时间;二则可以减少术后的炎症反应和瘢痕形成。③适应局部解剖和生理特点,有利于伤口愈合并能最大限度地恢复功能。

特殊的手术部位还有特殊的要求,如关节手术的切口,要考虑术后瘢痕形成对关节活动的影响,切开至关节平面时应尽量与关节轴相平行。在肢体重力支点上,如足跟、截肢残端等处,不应遗留切口瘢痕。颜面部、颈部切口应与皮纹一致。腹部纵切口如正中线(白线)、旁正中线、经腹直肌等切口,不必切断肌肉,出血较少,切开和缝合的时间较短。腹前壁的外斜肌、内斜肌和横肌的合力为水平方向,腹直肌有腱划,横(斜)切口所受的牵张力小于纵切口,切口疝的机会较少。所以腹内压较高的患者如有慢性支气管炎、习惯性便秘、肥胖等,腹腔需要多处引流或有低蛋白血症、年老体衰等伤口愈合能力低的患者,均宜选横(斜)切口。

切口的设计还要符合美学原则。特别是整复外科手术的切口设计极为重要,既要达到治疗目的,又要关注手术的外观。切口过小可能遗漏内部的病变或导致副损伤。

## 二、切开和分离

### (一)切开

皮肤和组织的切开常用带有不同类型的手术刀,根据不同目的选择不同形状及大小的刀片(图 1-1)。切开皮肤一般用圆刀片,而引流戳孔或动脉切开常用尖刀片。切开除用手术刀外,还可用高频电流(电刀)和激光(光刀),既通过热力作用使组织炭化、气化,同时又有凝固止血的效果,故比较适用于较大的切口、较厚的肌层和微血管丰富组织的切开。电刀和激光刀在切开深部组织时可减少出血及节省手术时间,已逐渐代替传统刀片。并且,它们还能减少术后疼痛。但应用电刀或氩气刀切开深层组织时,控制要得当,做到既要能使切开的组织充分止血,又要防止组织过度"焦化",影响伤口的愈合。

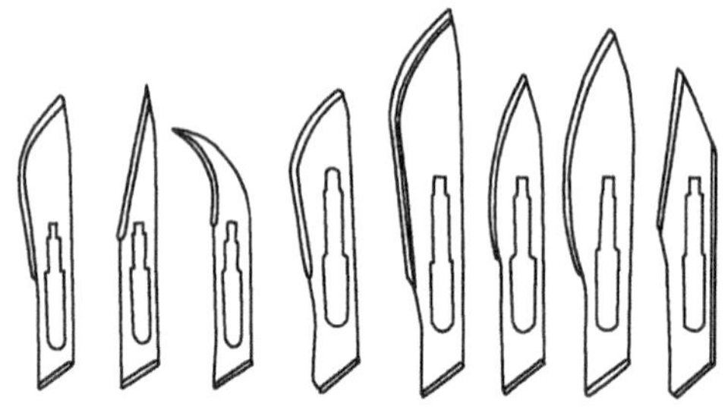

图 1-1 不同型号刀片

操作要点:①设计好切口的部位、形态和长度;②切开前固定皮肤;③切开时手术刀刃面应与皮肤垂直(某些整复手术的切皮例外);④从皮肤、皮下组织到切口深层组织的切开应在同一平面,使伤口边缘整齐,失活组织较少(图 1-2);⑤到达深层组织时必须防止对血管、神经、内脏的副损伤。

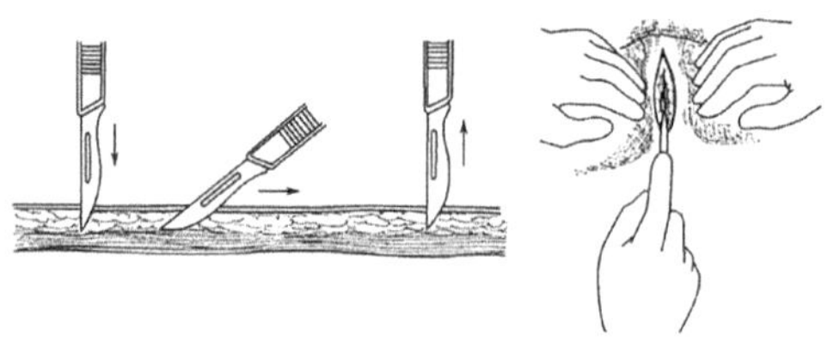

图 1-2 正确的皮肤切开方法

正确执刀方式有以下 4 种:①执弓式是常用的执刀法,拇指在刀柄下,示指和中指在刀柄上,腕部用力。用于较长的皮肤切口及腹直肌前鞘的切开等。②执笔式,动作的主要力在指部,为短距离精细操作,用于解剖血管、神经、腹膜切开和短小切口等。③握持式,握持刀比较稳定,切割范围较广,用于使力较大的切开，如截肢、肌腱切开，较长的皮肤切口等。④反挑式，全靠在指端用力挑开，多用于脓肿切开，以防损伤深层组织（图 1-3）。

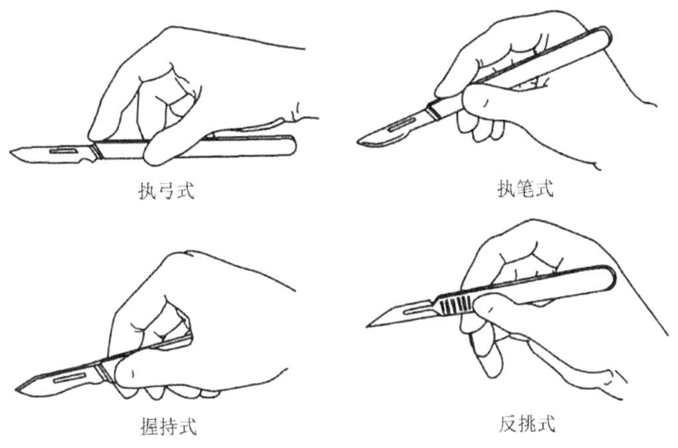


**图 1-3　执刀方式**

### （二）分离

分离方法有锐性分离和钝性分离两类，要根据局部解剖和病理改变来选择，实际手术中两类方法常常结合使用，达到显露、游离、切除等目的。锐性分离利用刀刃和剪刀刃的切割作用，能将致密的组织切开，切缘整齐，其边缘组织细胞损伤甚少。钝性分离使用血管钳、刀柄、组织剪外侧缘、手指、剥离子及各种特殊用途的剥离器（如膜衣剥离器、脑膜剥离器等）进行推离作用，以分开比较疏松的组织。此方法常用于疏松组织的解剖，如正常解剖间隙、较疏松的粘连、良性肿瘤或囊性包膜外间隙等。遇到较大的血管、神经等，钝性分离容易发觉从而避免损伤。但如操作粗暴，钝性分离往往残留许多失活的组织细胞，也可能损伤血管、神经等。因此，辨别各种解剖结构甚为重要。了解这两类分离方法的特点，加上熟悉局部解剖和认清病理性质，就能正确使用刀、剪、血管钳、手指等进行分离，取得良好的效果。

良性肿瘤与周围正常组织一般有清楚的分界。摘除时可先沿此分界分离，直至结扎其血管后取下瘤体。恶性肿瘤的根治术应尽量采取锐性分离，这是因为恶性肿瘤为浸润性生长并容易发生转移，需要成块切除包括部分周围正常组织，同时应防止手术野内肿瘤细胞播种。掌握一些新手术器械的使用（如超声刀、水刀等），借助先进器械达到更快、更安全的分离。

操作要点：①熟悉局部解剖及辨认病变性质，根据术中情况结合使用锐性与钝性分离，辨清毗邻关系，避免重要组织和器官的损伤；②操作要轻柔、细致、准确，使某些疏松的粘连自然分离，显出解剖间隙。对于炎症等原因造成解剖界限不清楚的病例，更需细致和耐心。

### (三)牵开器的应用

为了充分显露手术野，常需应用各种牵开器(拉钩)展开切口。牵开器的种类较多，使用时应注意避免其副损伤，如压迫神经干、撕裂静脉或组织等。可用纱布类衬垫于拉钩与组织之间起到保护作用。对于腹腔、盆腔等深处的手术，还常需用纱布垫帮助显露局部病变和器官，并可起到隔离沾染的作用。

# 第二节　止　　血

手术中迅速有效的止血，能减少失血量，保持手术野清晰，且可避免手术后出血。除了手术前已发生的血管损伤、实质器官破裂或某种凝血功能障碍，手术中还可能遇见各种出血情况，如广泛切开和分离后的渗血、意外的血管损伤等。所以手术医师应当熟悉各种止血的方法，术前有充分的器械用品准备，以免术中措手不及。

## 一、一般止血法

### (一)压迫止血

压迫止血是手术中最常用的止血法。其原理是以一定的压力使血管破口缩小或闭合，此时血小板、纤维蛋白、红细胞可迅速形成血栓，使出血停止。较广泛的渗血可用温热盐水纱布压迫止血，加热可以促进凝血。盐水温度 50～60 ℃，压迫 3 分钟以上，轻轻取出纱布，需要时重复2～3 次。

纱布填塞法止血仅限于其他各种止血法不能奏效的情况。干纱布填塞处勿留空腔，保持相当的压力。填塞时纱布数及连接一定要绝对准确可靠，纱布需有序折叠。填塞物一般于术后3～5 天逐步松动后取出，过早取出可能再度出血，但过晚取出可引起较重的感染。

### (二)结扎止血

有单纯结扎和缝合结扎两种方法。缝合结扎主要是为了避免结扎线脱落，或因为单纯结扎有困难。比较理想的是在出血之前结扎血管，然后切断血管。方法是先游离出血管或者分离看清血管行径，以血管钳钳夹、缝线贯穿或血管钳引线，将血管结扎，再切断血管。器官切除常用这种方法处理其主要血管。

处理一般的小血管出血，除用纱布压迫止血以外，可配合准确地钳夹出血点，以细丝线结扎。但钳夹结扎不应包含过多的血管外组织，造成这些组织的坏死，增加继发感染的机会。

对于意外的较大的出血，应先用干纱布或手指暂时制止出血，用吸引器清除局部的血液，在看清出血的部位和性质，酌情用普通血管钳或无损伤血管钳夹住结扎或缝合结扎。遇到这种意外的出血，切勿惊慌失措，未看清出血部位即用钳夹，可导致损伤更大的血管和引起更多的出血。

## 二、选择性止血法

### (一)血管阻断和修复

利用止血带的原理，在手术中临时制止大出血或者预防出血。可用手指或血管阻断带(或无损伤血管钳)阻断主要的供血血管，如在肝十二指肠韧带处阻断肝动脉和门静脉，以控制肝脏的出血。这种控制局部灌流的方法可导致组织细胞缺氧，故需限制阻断时间。若需较长时间阻断大血管，为防止组织长时间失去血液灌流和缺氧，可用导管在阻断的血管两端搭桥。

较大的血管损伤需行血管修复，以维持其分布区域的血循环。血管的线形裂伤可予以缝合。血管的完全断裂、挫伤、贯通伤等，应游离其远近两端，修整受伤的血管壁。如果对合无明显张力，可直接吻合其两端，如果缺损较长一段血管，则需移植血管(自体静脉或人造血管)。

### (二)局部药物止血

止血剂局部止血法是指用局部止血剂覆盖一般方法难于止血的创面，如肝脏、骨质等的渗血，起到局部止血的作用。常用促凝物质如吸收性明胶治疗、纤维蛋白泡沫体、氧化纤维素、胶原丝等均为局部止血剂的基本成分。其作用原理是为促进血液凝固和提供凝血块支架。这些物质能逐渐分解吸收，损伤的血管还可能恢复通畅。但使用时这些促凝剂容易吸附渗血或被渗血推离伤口。为此，要用干纱布压迫数分钟或缝合固定，使之贴附于伤口组织而起止血作用。骨髓腔出血，可用骨蜡封闭出血处止血。

手术部位注射肾上腺素，可促使血管收缩，减少切开后的出血。但此法可增加伤口感染机会，有时也会影响心脏功能。3%过氧化氢注入渗血创面，再用干纱布压迫，因局部氧化生热产生泡沫，可有促使局部血液凝固的作用。

### (三)电凝止血

电凝止血法是指高频电流可以凝结小血管而止血。实际上是电热作用使血流凝结，这种方法可以使小块组织炭化。常用于浅表部位较广泛的小出血点，有时亦可用于深部止血。其优点是缩短手术时间和减少伤口内线结。但患者有凝血功能障碍时止血效果差。有伤口污染者用电凝易发生感染，故不宜采用此法。在大面积瘢痕切除时，如能熟练地掌握这一方法，往往可取得较好的效果。

电凝止血时，血管钳应准确地夹住出血点或血管口处，也可用单极或双极电凝镊直接夹住出血点，然后通电止血。电灼器或导电的血管钳、镊子不可接触其他组织。激光刀、氩气刀、微波刀、超声刀等先进的止血设备的应用大大提高止血效果和效率。

## 第三节 缝　合

缝合是手术中最常用的操作技术之一。缝合技术是否正确、熟练不仅体现了手术医师的基本素质，而且直接关系到手术的效果及患者的安危。虽然不同部位、组织、器官的缝合各有特点，但又具有共同的基本概念和基本要求。缝合的目的是使切开或离断的组织创缘相互对合，消灭无效腔，促进伤口早期愈合。另外，缝合还可以起到止血、重建器官结构或整形的作用。

吻合和钉合也属于缝合的范畴，前者是指将空腔脏器或管道结构作对合性缝合，维持其连续性；后者则是指不用缝线而是借助于特殊器械即钉合器来完成缝合或吻合的操作方法，同样可恢复器官组织结构的连续性。尽管钉合器的使用简化了手术操作，节省了手术时间，钉合后的伤口对合整齐，组织反应轻微，但是人体复杂的解剖关系不允许每个手术部位都使用钉合器。钉合器发生故障时，钉合不全可能导致严重并发症，这就使得钉合器在临床上的应用范围受到一定的限制。临床手术过程中较常用的仍是手工缝合，可见手工缝合是外科必要的一种基本功。

### 一、缝合材料

有记载早在公元前 3000 年古埃及人就用针和刺来缝合伤口，他们也用带有黏性的亚麻带，就像我们现在所用的角膜接触片来缝合。在公元前 1000 年印度的外科医师用马鬃、棉线、皮革甚至树皮来缝合。而在罗马，亚麻、丝绸和金属夹组合在一块被称为 fibulae(扣针)经常用来对斗士进行缝合伤口。到了 19 世纪后期，纺织业的发展促进了新型缝合材料的出现——丝线和肠线。Lister 认为，肠线在铬酸中浸泡后能够延缓其在体液中的溶解。Moynihan 认为，铬肠线是一种较为理想的缝线，因为它不仅可以进行消毒处理，而且对组织无刺激，直到切口愈合后才慢慢被吸收。

**（一）缝线**

因合成材料引起的人体组织炎症反应很低，又可以达到所需要的张力，并且能以恰当的速度被吸收，像丝线、棉线、亚麻线及肠线等这样的天然缝合材料都已由合成材料所替代。这些材料可以是单丝纤维或多丝纤维，表面经蜡、硅树脂或多聚丁酸涂层处理，以使其顺畅地通过组织并且用其打结比较安全。

外科医师应根据具体情况选择最合适的缝线，避免缝线被拉断或将组织撕裂。缝合伤口时应尽可能少的使用缝线，因为缝线不仅容易导致感染，而且过多的线结可能导致机体的炎症反应。

理想的缝合材料应具有以下条件：①能保持适当的张力强度，直至组织愈合或初步愈合；②进入组织后无毒性、变态反应、电离及致癌作用，异物反应轻；③容易消毒，且消毒后不变质；④缝合和结扎时操作便利，结扎后不易松脱；⑤价格较廉。迄今所用的缝线虽有多种，但尚无完全具备上列条件者，因此尚在继续研制中。

1.丝线和棉线

丝线和棉线为天然纤维纺成，表面常涂有蜡或树脂。丝线为目前最常用的缝合、结扎材料。其优点为组织反应较小和维持张力强度较久；其缺点为较长期在组织内存在，可促使沾染发展为感染。

丝线和棉线对组织有较大的切入作用。因此，在张力大的伤口或较脆弱的组织，不得已要用较粗的丝线。然而残留的线头也就增大，形成较大的异物结节。

2.肠线

肠线成分为胶原纤维，取自羊或牛的小肠。有普通肠线和铬制肠线两种。普通肠线在组织内约 72 小时即失去作用，1 周左右被吸收。铬制肠线的胶原纤维粘合较紧密，在组织内能保持作用 5 天以上，2～3 周被吸收。其存在时间长短与环境相关，接触消化液或细菌感染可使之较快失去作用。肠线（多用铬制肠线）主要适用于预期较快吸收和可能发生感染的缝合、结扎。使用肠线时应用温水浸泡使之柔韧适中，否则结扎往往欠紧或者容易断线。

3.金属线

金属线为合金制成，其张力强度超过其他各种缝线，组织反应轻微。适用于骨的接合和张力很大的伤口缝合。如在心外科手术中用于固定胸骨及其在整形外科中的应用。但合金线有操作困难、切割组织、缝线断裂或扭结，操作时可能刺伤术者而传播疾病等缺点。

4.合成纤维

有不吸收性和吸收性两类。

(1)不吸收性合成纤维：如尼龙、锦纶、涤纶、普罗伦等均有较大的张力强度，组织反应轻微，能在组织内长时间保持其性能。表面光滑，对组织损伤小，组织反应小，对沾染伤口影响小等优点。其缺点是质地稍硬，打结后较易自行松解，故结扎时需增加打扣数(3～5扣)。

(2)可吸收性合成纤维：如Dexon(PGA、聚羟基乙酸)、保护薇乔Vicryl(polyglactin 910，聚乳酸羟基乙酸)、PDS(polydioxanone、聚二氧杂环己酮)和PVA(聚乙酸维尼纶)等。合成缝线具有穿过组织流畅，打结定位准确，结扎平稳，抗张强度大，组织反应小等特点。可以制成10-0的精细缝线，被吸收的性能良好，能维系伤口长达3～6周，56～70天基本被吸收，有取代天然缝线和丝线的趋势。其缺点是价格较高。使用可吸收缝线结扎时，需用三叠结，剪线时所留的线头应较长，以免线结松脱。在胰腺手术时，不可用肠线结扎与缝合，因肠线易被胰酶消化吸收，可发生继发性出血和吻合口破裂；而合成可吸收缝线则是通过水解作用，引起聚合物链的分解而被吸收，故其使用的限制较少。

**(二)缝针**

选择外科缝针就像选择缝线一样也是很重要的(图1-4)。同时，也需要选择适合缝针的持针器。过大的持针器将会损坏缝针，而过小的持针器不能充分夹持缝针。皮肤缝合可用短柄持针器，而深部组织缝合时则需选用长柄持针器。因持针器用坚硬的牙槽来夹持缝针，如果不加注意牙槽很容易损伤缝针。缝针应固定于持针器的末端，并且固定缝针中末2/3的区域，因为此位置一般较扁平容易夹持而不易打转。缝针经过组织时应顺其弧度，这样可最小限度的损伤组织。某些特殊形状的缝针可更易对组织缝合，如在股疝修补中所用的J形针及在眼科中所用的复合曲度针。

**(三)钉合**

钉合即器械性缝合或吻合，其原理与钉书器相同。用此法代替手法缝合，可以节省时间，对合比较整齐，且金属钉的组织反应轻微。但由于术区的解剖关系和各种器官的钉合器不能通用，所以钉合只能在一定的范围内使用。用不锈钢线制成的缝线已占有举足轻重的作用。最明显的例子就是其在心外科手术中用于固定胸骨及其在整形外科中的应用，但在开腹手术中它却无非吸收合成缝线优越。

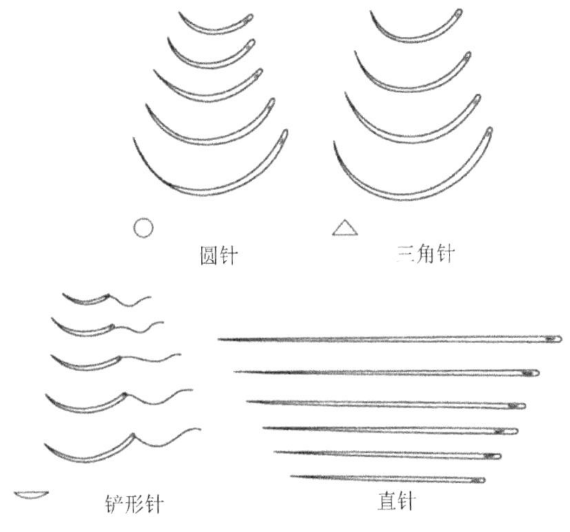


图 1-4　不同型号和形状的针

## 二、缝合方法

缝合有多种方式，基本上可分单纯缝合、内翻缝合和外翻缝合 3 类，各类又有间断的和连续的两种。要根据治疗目的和组织结构特点来选择各种缝合方式(图 1-5)。

良好的缝合应达到：①使组织对合，而且能保持足够的张力强度；②组织能顺利修复，直至伤口愈合；③缝合处愈合后不影响功能(如肠管吻合后无狭窄)。但任何方式的缝合，被缝线结扎的组织都会发生缺血，加以缝线的刺激，局部有炎症反应。所以，原则上缝合线骑跨的组织应尽量少，残留在组织内的线头应尽量短。

### (一)一般伤口的缝合

主要用间断单纯缝合法。缝合的层次是深筋膜、肌膜、腱膜、浅筋膜和皮肤。骨骼肌和皮下脂肪组织的张力强度很小，缝合后易撕脱。间断单纯缝合的方式有普通穿线(穿透)缝合、8 形缝合、U 形缝合等。显然，普通缝合的张力强度不如其他方式，但残留线头最小，故经常使用。

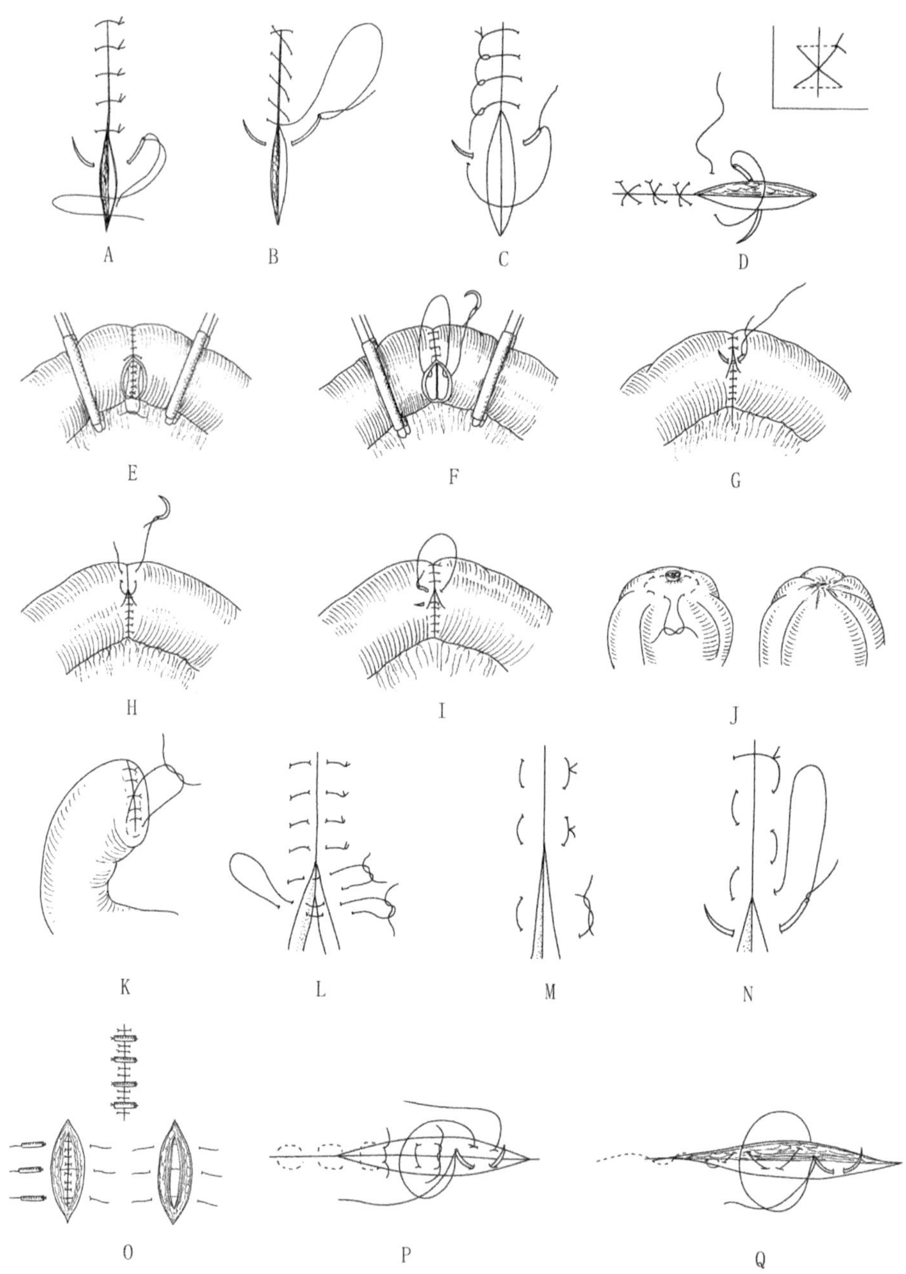


**图 1-5　各种缝合方式**

A.单纯间断缝合；B.单纯连续缝合；C.连续锁边缝合；D.字缝合；E.单纯间断全层内翻缝合；F.连续全层水平褥式内翻缝合；G.间断垂直褥式内翻缝合；H.间断水平褥式内翻缝合；I.连续水平褥式浆肌层内翻缝合；J.外荷包缝合；K.半荷包缝合；L.间断垂直褥式外翻缝合；M.间断水平褥式外翻缝合；N.连续水平褥式外翻缝合；O.减张缝合；P.皮内间断缝合；Q.皮内连续缝合

间断缝合的优点是当局部存在出血或感染时可单独拆除线结;缺点是缝合速度较连续缝合慢。褥式缝合能够使切缘对合整齐,并且避免皮下存在无效腔,其缝合速度虽较单纯缝合更慢,却省去皮下脂肪层缝合。缝合时应以最小的张力缝合,而且刀口边缘应留有微小空隙以容许愈合所引起的组织肿胀。如果切缘过紧,组织肿胀就容易引起切口缺血坏死。缝针应垂直进入皮肤,并用手腕旋前/后的力量出针。针的出入点距伤口的距离及切口两端缝合深度应保持一致(切口两创缘缝合边距及深度应保持一致)。当缝合稍紧时,刀口边缘可轻微外翻而更利愈合。打紧缝线时,应将线结拉向一侧。拆除缝线时,应在线结下方剪断后,提线结拉出缝线。这样可使皮肤表面污染的缝线不必经过伤口内部。线结末端要留一定长度,以方便拆除。

如果伤口张力很大,超过筋膜、腱膜用 8 形或 U 形缝合的强度,则需用减张缝合,即用粗丝线或金属丝等将多层组织一并缝合。为了避免缝线切入皮肤,应加弹性材料(如橡胶)于皮肤与缝线之间,以缓冲切入作用。这种成块缝合影响组织层次的对合,故不宜常规使用。

牢固的切口缝合是很重要的。缝合失败主要因为线结的滑脱、组织的撕裂及缝线的断裂。如果关腹时缝合失败,腹部将会裂开。因此,要选择合适的缝线,而且需要结实的线结及良好的组织对合。

**(二)吻合术**

吻合是空腔脏器(肠道)或血管(大多为动脉)在部分切除或分流后将两断端重新连接起来,而非体外造口或断端结扎。直到 19 世纪肠吻合术才成功实施,在此之前仅能行肠外置术或闭合简单的切口。Lembert 在 1826 年提出了浆肌层缝合方法,并成为后半世纪胃肠外科手术的支柱。Senn 提出双层缝合方法,而 Halsted 则认为仅行单层吻合即可,而不必缝合黏膜层。Conel 行单层肠道全层间断缝合,Kocher 则首次提出双层吻合方法,即先用肠线行肠壁连续全层缝合,然后用丝线行浆肌层连续或间断外翻缝合,后来这成为标准的肠吻合方法。

双层缝合虽有闭合肠壁完全和增加张力强度的优点,但有以下缺点:①组织反应大,有明显水肿;②缝合的内层血循环不良,容易坏死;③缝合处凸向肠腔,术后形成较大的瘢痕,容易引起肠管狭窄;④操作时间较长。单层缝合的缺点可能是闭合肠壁不够严密,但注意操作能弥补这点缺陷。目前,肠管吻合趋向于单层缝合。因为它很少引起组织缺血坏死和管腔狭窄。

血管吻合术是由 Carel 开创的。他认为将血管两端对合后行外翻缝合可保持内膜的完整性,从而防止血小板沉积及血栓形成。此方法通过用 3 个支点来形成一个等边三角形。这些支点可转动血管,从而可较容易地行连续缝合。

1.肠管的吻合

充分的肠道准备可以在行吻合时不必合用肠钳,从而避免其损伤组织。如果行肠吻合时存在肠内容物溢出的危险,则需应用无损伤肠钳。尤其在肠道存在梗阻时,在近端使用肠钳显得尤为重要。无论何时应用肠钳防止肠内容物溢出时,都不能损伤肠系膜以免导致肠缺血坏死。

吻合要求吻合处肠壁内翻和浆膜对合,主要是防止外翻后黏膜对黏膜,愈合不良而发生肠内容物漏出。肠管的黏膜较脆弱,浆膜很薄,实际可供缝合的是肌黏膜和肌层。肠管各种缝合方式的区别,在于缝合的层次不同。

匈牙利的 Humer Hultl 医师首次用吻合器来闭合胃残端。而现在已有直线形、侧-侧及端-端吻合器供选择,从而可达到理想的缝合(图 1-6)。利用适当的吻合器可以进行难度较大的缝合。例如,用吻合器就可以不开胸缝合食管胃角处,达到减少损伤的目的。在直肠前切除术中,用吻合器可以在较低位行肠吻合术而不必行结肠造口术。因大多吻合器不可重复利用,这就导致了其价格昂贵。目前有 3 种常用的胃肠吻合器。

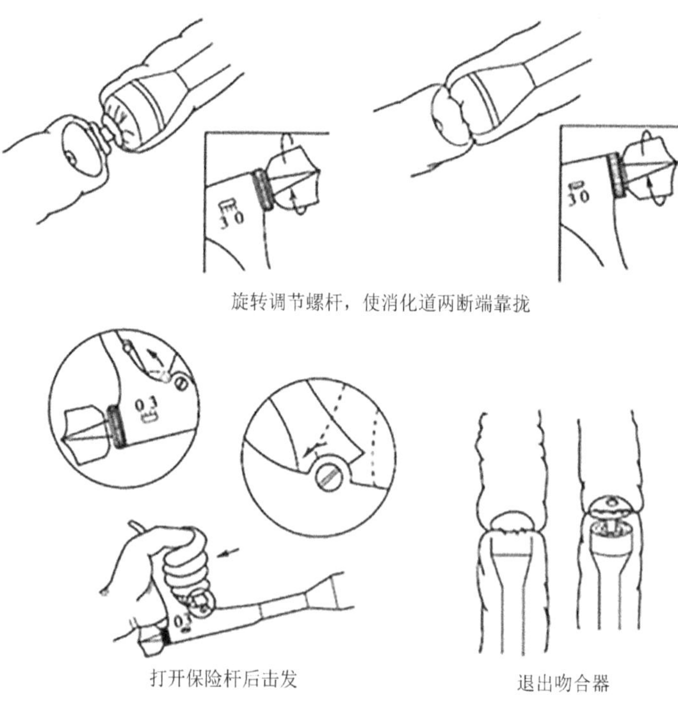


**图 1-6　管型消化道吻合器的使用**

(1)直线形吻合器:直线形末端外翻吻合器用来闭合脏器残端(如在胃切除行毕Ⅱ式吻合时用于闭合十二指肠残端)。

(2)侧-侧吻合器,带或不带有刀片:主要用于脏器切断后吻合。直线形外翻切割吻合器用来行肠道侧-侧吻合(如胃肠吻合术);直线形闭合器用来行肠造袋术(如回肠袋);直线形切割闭合器用来行内脏闭合(如小肠切除后闭合残端)。

(3)端-端吻合器:圆形外翻吻合,它含有一环形刀片,用来行胃肠道端-端吻合。

近几年,腹腔镜外科手术的发展很大部分应归功于用于腔镜手术的结扎夹及吻合器械的改进。

2.血管的吻合

血管吻合较肠道吻合更加精细,因必须防止吻合口渗漏而且需保持其长久完整性。要求吻合处血管内膜外翻,为了防止血管腔狭窄和血栓形成,缝合前常需将血管纤维被膜除去,以避免缝合时将被膜纤维带入血管腔内,且可减少血管痉挛的机会。缝合时又应避免血管平滑肌裸露于血管内面,否则也较易形成血栓。用无损伤性针线可减少缝合后血液漏出机会。大血管吻合可用连续外翻缝合法或加间断外翻缝合。小血管吻合可用间断外翻缝合法。缝合时应从血管内向外引出针线,以免带入血管周围组织。

缝合需用单丝缝线和无创伤圆针缝合。大多血管外科医师都打5～6个线结,以求其牢固性,这对血管吻合是至关重要的。内膜缝合时应尽可能保持其光滑性,以减少血栓形成,而且又能避免吻合口漏。缝线的粗细取决于血管的管径,主动脉吻合时可用2-0缝线,股动脉可用4-0缝线,腘动脉可用6-0缝线。微血管吻合则需借助放大镜用10-0缝线行间断吻合。

血管的钉合是利用一对带尖刺的吻合圈互相抱合,达到血管外翻的端对端吻合,使用血管吻合器时,先将修整的血管断端挂到吻合夹上的一对吻合圈上,然后用抱合钳使吻合圈压紧,圈上的尖刺互相勾连,即可完成血管吻合。

## 三、缝合的基本规范和要求

虽然缝合方法种类很多,但它们有着共同的基本规范和要求。

(1)根据不同的组织器官类型、患者的具体情况,选择适当的缝针、缝线和缝合方法;无菌切口或污染很轻的切口在清创和消毒处理后可选用丝线;已感染或污染严重的伤口可选用肠线;血管的吻合应选用相应型号的无损伤针线。

(2)按层次由深到浅进行组织分层缝合,将相同类型的组织予以正确对齐缝合。严密对合,是保证伤口愈合的前提,不同的组织对合如表皮对筋膜、黏膜对浆膜将致伤口不愈或延迟愈合。

(3)勿留无效腔,以免积血、积液,否则会延迟愈合甚至招致伤口感染。

(4)适当的针距、边距,针距边距应均匀一致,过密和过稀均不利于伤口愈合,既美观又能使受力和分担的张力一致并且缝合严密,不至于发生泄漏。

(5)适当的结扎松紧度,结扎过松,达不到组织对合的要求,结扎过紧,则出现重叠、卷曲,甚至影响血运,不利于组织愈合;伤口有张力时应行减张缝合,伤口如缺损过大可考虑转移皮片修复或行皮片移植。

(6)注重美观与功能,缝合颜面部和身体裸露部的皮肤切口更应注意,针线太粗或对合不齐,均可影响美观。

手术医师要正确、熟练掌握手术缝合技术,必须经过严格的训练及反复正确的练习。掌握手术缝合技术强调以下 3 点:①正确、规范是手术缝合操作的首要要求;②手术台下多训练;③手术当中多实践。

## 第四节　打　　结

打结是外科手术操作中十分重要的技术,是最基本的操作之一,它贯穿在外科基本操作的全程。结扎是否牢固可靠,与打结的方法正确与否有关,牢固可靠的结扎有赖于熟练、正确打结技术。打结的速度与质量不仅与手术时间的长短有关,也会影响整个手术质量及患者的预后,甚至危急患者的生命安全。质量不高的结或不正确的结,可粗暴地牵拉组织,尤其是精细手术及涉及血管外科时,可导致结扎不稳妥不可靠,术后线结滑脱和松结引起出血、继发感染及消化液外漏等。因此,必须正确、熟练地掌握外科打结技术。

随着现代外科技术的发展,许多操作已有不少的演变和更新,如消化管的钉合,皮肤钉合、创可贴合、血管出血的钛夹止血等,省去了不少打结操作,但仍无法完全取代打结。尽管在特殊情况下采取一些局限性的固定技术,其间仍还要采用打结的办法。

### 一、结的种类

临床上一般根据结的形态将结分为以下几类(图 1-7)。

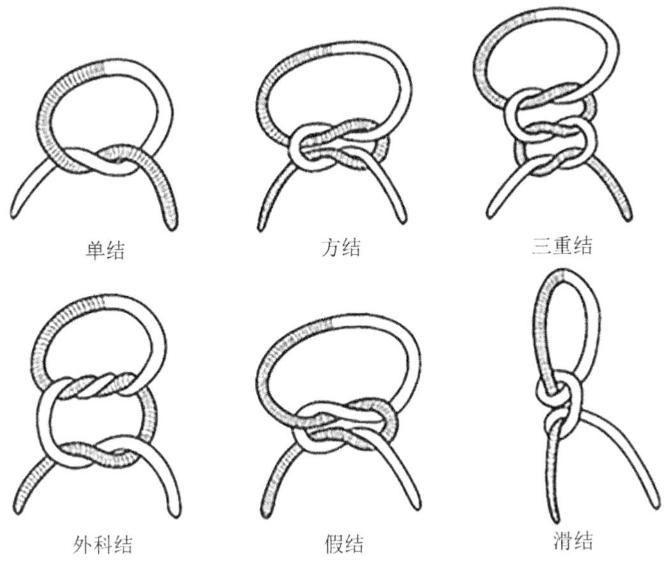


图 1-7 结的种类

**(一)单结**

单结为各种结的基本结,只绕一圈,不牢固,偶尔在皮下非主要出血结扎时使用,其他很少使用。

**(二)方结**

方结也叫平结,由方向相反的两个单结组成(第二单结与第一单结方向相反),是外科手术中主要的结扎方式。其特点是结扎线来回交错,着力均匀,打成后越拉越紧,不会松开或脱落,因而牢固可靠,多用于结扎较小血管和各种缝合时的结扎。

**(三)三重结或多重结**

三重结或多重结就是在方结的基础上再重复第一个结,且第三个结与第二个结的方向相反,以加强结扎线间的摩擦力,防止线松散滑脱,因而牢固可靠,常用于较大血管和较多组织的结扎,也用于张力较大组织缝合。尼龙线、肠线的打结也常用此结。缺点为组织内的结扎线头较大,使较大异物遗留在组织中。

**(四)外科结**

第一个线扣重绕两次,使线间的摩擦面及摩擦系数增大,从而也增加了安全系数。然后打第二个线扣时不易滑脱和松动,比较牢固。用于较大血管和组织张力较大部位的结扎。但因麻烦及费时,手术中极少采用。

### （五）假结

假结又名顺结、十字结。结扎后易自行滑脱和松解。构成两单结的方向完全相同，手术中不宜使用，尤其是在重要部位的结扎时忌用。

### （六）滑结

在作方结时，由于不熟练，双手用力不均，致使结线彼此垂直重叠无法结牢而形成滑结，而不是方结，应注意避免，改变拉线力量分布及方向即可避免。手术中不宜采用此结，特别是在结扎大血管时应力求避免使用。

## 二、常用的打结方法

打结方法分为单手打结法、双手打结法和器械打结法。每种打结方法均可用来打方结、外科结、三重结及多重结。不同情况下使用特定的打结方法，有利于更快更好地打出牢固可靠的手术结。

### （一）单手打结法

单手打结法是最常用的一种打结法，主要由一只手牵线，另一只手来完成两种不同的打单结的动作（简称“示指结”和“中指结”），有方便、快捷的优点，但如不注意容易打成滑结。单手打结根据用来完成打结动作的手来分为左手打结和右手打结两种方法。在临床实际工作中，国内以右手打结较为普遍，西方国家又常常采用左手打结方法。

### （二）双手打结法

两只手同时运动来完成两种不同的打单结的动作，此法动作较多，不够快捷，但打结动作较稳固，不易打成滑结，故牢固可靠。此方法多用于深部打结及张力较大或重要部位的打结。

### （三）器械打结法

借助持针器进行打结。器械打结法多用于结扎线（或缝合线）过短或为了节约用线或皮肤缝合等相对不重要部位的打结。另外，深部手术打结困难时（如腹腔镜手术）及显微手术时亦采用器械打结。

## 三、打结时注意事项及原则

（1）无论用何种方法打结，第一及第二结的方向不能相同，如果打结的方向错误，即使是很正确的方结也同样可能变成滑结，或者割线导致线折断。相同方向的单结也易形成假结。要打成一方结，两道打结方向就必须相反。

（2）打结的过程中两手用力要均匀一致，这一点对结的质量及安全性至关重要。在收紧线结时两手用力要均匀，不能成角向上提拉，则易成滑结而滑脱。

(3)结扎时两手的距离不宜离线结处太远，特别是深部打结时，最好用一手指按线结近处，徐徐拉紧，用力缓慢、均匀。用力过猛或突然用力，均易将线扯断或未扎紧而滑脱。

(4)打第二结扣时，注意第一结扣不要松弛，必要时可用一把止血钳压住第一结扣处，待收紧第二结扣时，再移去止血钳。

(5)打结应在直视下进行，以便根据具体的结扎部位及所结扎的组织，掌握结扎的松紧度，又可以使术者或其他手术人员了解打结及结扎的确切情况。即使对某些较深部位的结扎，也应尽量暴露于直视下操作。但有时深部打结看不清，就要凭手的感觉打结，但这需要相当良好的功底。

(6)利用血管钳最前端来夹血管的断裂口，最好与血管方向垂直，钳夹组织要少，切不可作大块钳夹。因大块结扎后将使组织坏死过多，术后全身和局部反应较大。埋在组织内的结扎线头，在不引起松脱的原则下剪得越短越好。丝线、棉线一般留 1～2 mm，但如果为较大血管的结扎，保留线头应稍长。肠线保留 3～4 mm，不锈钢丝保留 5～6 mm 并应将“线头”扭转埋入组织中。皮肤缝合后的结扎线的线头保留 1 cm，以便拆线。

(7)打结时，要选择质量好的粗细合适的线。结扎前将线用盐水浸湿，因线湿后能增加线间的摩擦力，增加拉力，干线易断。

## 第五节 引 流

引流是指将组织裂隙、体腔和空腔脏器内的液体引离原处和排出体外。广义的引流包括胃肠减压、留置导尿和胃肠之间的短路吻合等内引流。本节讨论的是手术时放置引流物或导管的引流方法。

### 一、外科引流的目的

引流的液体可分为感染性和非感染性两大类。感染性液体(脓液)通过引流后，可以达到减轻压力、缓解疼痛、减轻炎症、防止炎症扩散、有利于炎症消退的目的。非感染性液体包括血液、渗出液及组织分泌液等通过引流后，可以达到减轻局部压力、减少液体对周围组织的损害作用、减少合并感染的可能性，有利于伤口愈合等目的。

## 二、引流的作用机制

### (一)被动引流

1.吸附作用

在伤口内放置纱布类引流物,伤口液体借助于纱布毛细管的吸引作用,而被引流出体外。

2.导流作用

在伤口内放置导管状引流物,伤口液体凭借其与大气之间的压力差,通过导管腔被引流出体外。

3.虹吸作用

体内位置较高的腔内液体通过引流管流入位置较低的引流瓶中。此类引流为开放式时,较易有外源性污染,故仅适宜于浅部的伤口。闭式引流需缩小体表引流口,将引流管外端通向封闭的容器,如胸腔引流时,需保持胸腔内一定的负压,故需将引流管连接于水封瓶。

### (二)主动引流

将引流管连接于负压器,借负压作用吸出伤口内液体。引流可分为闭合式和半开放式两种,前者吸引力较大,可促使伤口内腔迅速缩小,但引流管内口容易吸附于邻近组织而失去引流作用。半开放式用套管引流,其套管内段有多个开口而外段(留于体表上)有一个小开口。连接减压器后管内的负压有一定的限度,可减少内口被堵塞的机会。套管内管还可注入液体供灌洗之用。半开放式引流主要用于腹腔内。

## 三、引流物类型

### (一)纱布引流条

有干纱布引流条、盐水纱布引流条、凡士林纱布引流条和浸有抗生素引流条。凡士林纱布引流条常用于脓肿切排后堵塞伤口,其作用是压迫止血,防止因伤口壁与敷料的粘连或肉芽长入敷料导致换药时疼痛。盐水纱布引流条和浸有抗生素引流条多用于较浅的感染伤口。

### (二)橡胶引流片

由橡胶手套、薄片橡胶裁剪而成。

### (三)烟卷引流管

由纱布引流条和橡胶引流片组成,即在纱布引流条外层包裹一层橡胶片,形成类似香烟式的引流条。由于外周柔软、光滑不易压伤周围组织。使用时须将内置端的外周橡胶剪数个小孔，以增加吸附面积，并需先将其浸湿无菌盐水后再置入伤口内。

**（四）橡胶引流管**

根据制作材料不同分为乳胶管和硅胶管。橡胶引流管有粗细、软硬不同，应根据临床实际情况选择合适的橡胶引流管。橡胶引流管种类很多，除普通橡胶引流管外，还有用于不同组织和器官的特制引流管，如导尿管、气囊导尿管、胆道T形管、胃肠引流管、脑室引流管、胸腔引流管等。

## 四、引流适应证

**（一）浅部引流**

浅部较小的脓肿切开后，用油纱条引流。较大的脓肿（如乳腺脓肿）切开后宜用软胶管引流，需要时行对口引流。

清洁手术和轻度污染手术的伤口，原则上不留置引流物。如果组织分离创面较大，术后可能渗出较多，则需留置引流以免局部积液影响愈合。如乳腺癌根治术，为了避免皮下积液，缝合切口前在皮下留置胶皮条或软胶管（内段剪去半边成槽形），且在体表包扎干纱布使皮瓣紧贴胸壁。又如创伤清创术，一般不留引流，如果估计创面渗出较多，则缝合前留置引流；如果处理时间较迟或污染较重，为预防术后感染，在缝合筋膜后留置盐水纱布于皮下，而皮肤与皮下组织作延期缝合。

**（二）深部引流**

胸腔内、腹腔内等部位手术时留置引流的目的：①排出腔内感染性液体，以减轻炎症和全身毒血症，如脓胸、腹膜炎或腹腔脓肿等；②排出腔内非感染性液体（血液、渗出液、消化液等），以免积聚后继发感染，如重症急性胰腺炎、癌肿的广泛切除术等；③为促使器官功能恢复，如胸腔手术后的肺叶复张；④为观察手术部位术后有无出血或消化液等漏出，以便及时做必要的处理，如肝叶切除、未经准备的结肠切除吻合术等。

## 五、引流注意事项

（1）根据疾病的性质、手术中情况，以决定选择何种引流方法及何种引流物。

（2）一般引流物内端应置于伤口底部或接近需要引流的部位，胃肠手术应放在吻合口附近。否则使引流不充分而残留无效腔。

（3）闭合式引流其引流物不从原切口出来，而从切口旁另戳孔引出体表，以免污染整个切口并发感染。

(4)引流物必须固定牢靠,以防引流物滑出切口或掉入体内。一般用缝线将引流物固定于皮肤上。

(5)在缝合组织时注意勿将引流物缝于深部组织中,否则拔引流物时将难以顺利取出。

(6)术后必须维持引流通畅,及时清除引流管内堵塞物。

(7)术后应详细观察引流液的数量、颜色和气味,以判断疾病的转归。

## 六、引流并发症

### (一)出血

多发生于引流术后换药、拔管和并发感染时。常见为渗血或少量出血,但以下情况可引起大出血。施行负压吸引时,引流管与血管壁直接接触,造成血管损伤出血;引流管压迫或长期刺激血管而导致血管破裂出血。

### (二)感染

管理不善的引流物可能成为感染的途径,外源性病原体可经引流物侵入体腔导致感染;经引流管局部滥用抗生素可引起体腔内混合感染;引流物固定不当而脱入体腔,可继发体腔内感染。

### (三)损伤

引流物长期压迫周围组织,可损伤体腔内血管、神经与脏器。腹腔内的引流管可压迫肠管或胃肠道吻合口,引起肠梗阻、肠穿孔或胃肠道瘘。

1.慢性窦道形成

主要原因为引流管长期放置、引流不畅、反复感染、异物刺激、组织坏死或残留无效腔。

2.引流管滑脱、阻塞和拔管困难

引流管滑脱主要原因为固定不牢固,多在患者活动时脱出。血凝块、结石、稠厚的脓液或导管壁扭曲和折叠可导致引流管阻塞。拔管困难常见原因有留管时间较长、管壁与周围组织粘连或在体腔内手术时不慎将导管与组织缝合在一起。此时,强行拔除可致引流管断裂而残留于体腔。若采用一般措施引流管仍不易拔出,需查明原因后再做进一步处理。

# 第六节　伤口换药

伤口换药(简称换药)又称敷料交换,是处理伤口和创面的必要措施。合理的换药方法、伤口用药、引流条放置、适当的敷料、恰当的换药间隔时间是保证创口愈合的重要条件,否则不仅达不到治疗目的,反而延误伤口愈合,甚至导致感染。因此,正确的换药是提高外科治疗的关键。此项操作常被临床医护人员疏忽,值得强调其重要性。换药应根据伤口创面的具体情况选择不同的方法。

## 一、换药前准备

(1)换药室应提早做好室内各种清洁工作,换药前半小时室内不做打扫。

(2)换药前必须初步了解创口部位、类型、大小、深度、创面情况,是否化脓,有无引流物,以便准备适当敷料和用具,避免造成浪费或临时忙乱。

(3)严格执行无菌操作。换药者应戴好口罩、帽子,操作前清洁洗手,对化脓创口换药后须重新洗手,再继续换药。

(4)患者应选择适当体位,避免患者直接观察伤口换药的操作。伤口要充分暴露,换药时,应有足够的照明光线,注意保暖,避免受凉。会阴部及大面积创口宜用屏风隔开或单独在室内换药。

(5)用物准备:换药碗 2 只,1 只盛无菌敷料,1 只盛酒精(75%乙醇)棉球、盐水棉球、引流物。镊子 2 把,一把作为清洁创口周围皮肤用,另一把作为创口内换药用。按创口需要加用油纱布、纱布条、引流药、外用药和纱布等。

## 二、操作要点

(1)一期缝合的伤口,应保持敷料的清洁干燥和固定位置。如果敷料被污染、浸湿或移位,应及时更换。如果临床表现可疑伤口并发感染,更应及时更换,检查有无局部红肿等,必要时提前拆线以利引流。伤口愈合过程正常者,则等待 5～7 天拆线更换敷料。

(2)薄、中层植皮的供皮区和植皮区、表皮层创伤,经清洁和制止渗血后,可用单层油纱布覆盖,外加吸水性纱布类包扎。4～5 天或更迟时间更换敷料,注意避免损伤新生的上皮。

(3)化脓性伤口和创面:①量脓性分泌物时,需用盐水纱条、呋喃西林或氯己定等液的纱布外敷,减少局部脓液存留。此时注意有无来自深部化脓病灶的脓液。②脓液减少而有肉芽组织生长时，视肉芽组织性状选用不同的敷料。肉芽色鲜、颗粒状、触之易渗血，表示其生长较好，可用等渗盐水或油纱条。肉芽色淡、水肿，可用高渗盐水或 20%～30%硫酸镁的纱布。肉芽色暗、触之不易渗血、无生长趋势，可能由于局部血液循环不良（如压疮），创面暂用碘仿纱布等，并设法改善局部血液循环。已生长的肉芽发生销蚀现象，多由于某种致病菌（如铜绿假单胞菌）感染所致，应用含抗菌药物的纱条。肉芽生长过盛超出创缘平面，有碍新生上皮向创面中心生长，可用刮匙刮去肉芽或者以硝酸银腐蚀肉芽，敷以盐水纱条或油纱条待其重新愈合。③伤口或创面局部使用抗菌药物，应有针对性。如烧伤创面脓毒症，常用磺胺嘧啶银，主要为了防治铜绿假单胞菌感染。庆大霉素等多种抗生素对铜绿假单胞菌也有效，但体表创面用抗生素时致病菌容易产生耐药性，因此尽可能少用抗生素于感染创面。伤口和创面有较多的一般性脓液时，可用 Dakin 液（含漂白粉、硼酸、碳酸钠）、依沙吖啶液或氯己定液冲洗，并用药液纱布外敷。若发现有真菌感染，则需用酮康唑等抗真菌药。

（4）中心静脉或深静脉置管（监测、给营养等）时，伤口必须保持清洁无感染，以防致病菌侵入血流。每天更换其敷料，局部行清洁消毒（可用碘伏）后覆盖干纱布。

## 第七节　特殊操作技术

### 一、三腔双囊管的应用

#### （一）方法步骤

（1）检查两个气囊是否漏气。

（2）将三腔管用液状石蜡充分润滑后进行插管，当插管进入 50～65 cm，抽到胃内容物后，向胃气囊充气并夹闭管口，将导管向外拽至有轻度张力时固定导管。

（3）如患者仍有活动性出血，将食管气囊充气，使其压迫食管下段。

（4）通过导管抽吸胃内容物，并用生理盐水进行冲洗，必要时可向胃内注入凝血药物。

#### （二）注意事项

（1）留置三腔两囊管期间，患者头部应偏向一侧，并注意及时清除口咽分泌物，以防误吸。

(2)密切观察患者情况，慎防气囊滑脱，堵塞咽喉至窒息。

(3)三腔管一般放置24小时，如出血停止，先抽空食管气囊，后抽空胃气囊，再观察12小时，如止血，可拔除导管。

(4)如三腔管放置时间长，需每隔12小时将气囊抽空30分钟，否则，食管胃底黏膜受压时间过长，会发生糜烂、坏死。

## 二、经外周静脉至中心静脉置管

### (一)方法步骤

(1)选择静脉和穿刺点：首选贵要静脉，其次选肘正中静脉，最后选头静脉。穿刺范围在肘关节下两横指内，由于右侧静脉汇入上腔静脉路径较短，因此首选右侧穿刺。

(2)测量导管置入长度：将患者预穿刺手臂与身体呈90°，测量自穿刺点至右胸锁关节，然后向下至第3肋间。

(3)建立无菌区，并给予术野消毒、铺巾。

(4)静脉穿刺：一手固定皮肤，另一手持针穿刺，进针角度为15°～30°。见回血后将穿刺针与血管平行继续推进1～2 mm。然后取出穿刺针，插入并推进导管。

(5)修正导管长度后安装连接器，抽回血并正压封管，最后连接肝素帽。

(6)将导管固定，确定位置，拍胸片。

### (二)注意事项

(1)输液压力不能>172 kPa。小注射器所产生的压力要大于大注射器。应尽量使用≥10 mL的注射器推注液体。

(2)行CT检查时所用高压注射泵因其压力过高，会损伤导管，应避免使用。

(3)在导管置入过程中推进导管时，当导管头部到达患者肩部时，嘱患者将头向穿刺侧转90°并低头(用下颌贴近肩部)，以避免将导管误插至颈静脉。

(4)操作过程中保持患者臂与身体呈90°。

(5)全过程中应严格无菌操作。

## 三、中心静脉插管及中心静脉压测定

### (一)中心静脉插管

1.方法步骤

(1)常用的中心静脉插管包括颈内静脉、锁骨下静脉、股静脉。

(2)插管前术野应严格消毒、铺巾。

(3)局麻下穿刺,颈内静脉沿胸锁乳突肌锁骨头的内侧缘方向向同侧乳头、针头同皮肤呈 30°～45°角进针;锁骨下静脉沿锁骨中内 1/3 交界处、锁骨下方 1 cm处进针、针尖指向同侧胸锁关节。

(4)抽出静脉血后放入导丝拔除穿刺针,沿导丝放入导管,拔除导丝,固定导管。

2.注意事项

(1)锁骨下静脉插管常见并发症包括血气胸、纵隔血肿、胸腔积液。因此插管成功后可行胸部 X 线检查明确导管位置及胸腔情况。

(2)颈内静脉插管常见并发症包括颈部血肿、左侧胸导管损伤——乳糜胸。

(3)严防空气栓塞。

(4)注意无菌操作。

**(二)中心静脉压测定**

1.方法步骤

(1)通过玻璃水柱测定:将有刻度的消毒玻璃柱管充满生理盐水用胶皮管及三通同中心静脉导管连接,水柱零点同右心房水平对齐,将水柱向中心静脉开放,水柱会逐渐下降,其平面随呼吸上下波动。当水柱停止下降,在呼气末时读到的数值即为患者的中心静脉压。

(2)可用监测仪测定。

2.注意事项

(1)正常值为 0.6～1.2 kPa(6～12 $cmH_2O$)。

(2)水柱的高度应足够高,以免测量不准确。

## 四、动脉插管及动脉血压监测

**(一)方法步骤**

(1)包括桡动脉插管和股动脉插管,但前者更常用。

(2)插管前注意无菌操作。

(3)桡动脉插管选择桡骨颈突水平,桡动脉搏动最明显处穿刺;股动脉插管在腹股沟韧带下 2 cm 处穿刺。

(4)穿刺成功后固定导管,同监测仪相连接,进行动脉血压监测。

**(二)注意事项**

(1)常见的并发症为血栓形成,但桡动脉血栓多不会出现缺血性损害,且数月后多可再通；股动脉血栓脱落可阻塞下肢远端动脉，造成缺血性改变。

(2)拔除导管后注意压迫，防止血肿形成或假性动脉瘤形成。

## 五、环甲膜切开术

### (一)方法步骤

(1)患者仰卧，肩下垫高，头部后仰，保持颌尖对准胸骨上切迹。

(2)在甲状软骨与环状软骨间做横行切口，切开皮肤、皮下组织。

(3)左手示指插入切口，摸清环甲筋膜及环状软骨上缘后，用尖刀沿手指上缘刺入环甲筋膜，并扩大切口，插入合适的气管套管。

### (二)注意事项

(1)注意环甲筋膜切口应接近环状软骨的上缘，避免损伤环甲动脉的吻合支。

(2)由于本手术是应急手术，一般需在手术后48小时内行常规气管切开术，并缝合环甲筋膜切口。因环甲筋膜处气管套管放置过久，将使声门下水肿，环状软骨坏死，造成喉狭窄。

## 六、气管插管

### (一)方法步骤

(1)患者仰卧，头部垫高，使口腔和气管呈喉镜检查位。双手于患者下颌部做 Esmarch 手法，使颈前部略伸直、口腔张开。

(2)右手持喉镜自右口角放入口腔，将舌头推向左方，然后用左手持喉镜，缓慢向前推进，显露悬雍垂。以右手示指勾住上齿列，拇指顶住喉镜并继续向前推进，至看见会厌软骨。左手将喉镜向上、向前提起，即可显露声门。

(3)右手持气管导管后端，使其前端自右口角进入口腔，用旋转力量使其经声门插入气管。

(4)拔除导管管芯，放置牙垫，拔除喉镜。固定并观察胸部呼吸运动，听呼吸音，以明确导管位置是否合适。

### (二)注意事项

(1)术前需将义齿取出，明确有无活动牙齿，以防插管过程中脱落入气管中。

(2)动作应轻柔，以避免造成额外损伤。

(3)插管过深可插入支气管内，导致缺氧或一侧肺不张。

## 七、气管切开术

### (一)方法步骤

(1)术者以左手拇指和中指固定环状软骨，在甲状软骨下缘沿颈前正中线向下达胸骨上切迹切开皮肤、皮下组织及颈阔肌。

(2)切开颈白线,用血管钳分离颈前肌群。均等力量向两侧牵开切口,务必使气管保持正中位。在正中位扪及有弹性的管状物即气管。可卡因麻醉气管黏膜后将气管前筋膜与气管一并切开。

(3)气管切开后,用弯血管钳撑开气管,吸净气管内分泌物,解除阻塞后放入气管套管。

**(二)注意事项**

(1)注意应将气管前筋膜同气管一并切开,由于胸腔负压大,空气可经气管前筋膜切口进入纵隔引起纵隔气肿。

(2)第一软骨环不能切断,否则术后可能发生喉狭窄。

(3)切开软骨环通常用尖刀沿气管正中线由下向上挑开,刀尖不可刺入过深,以免损伤后壁造成气管食管瘘。

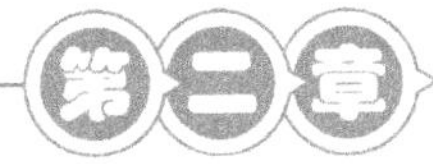

# 第二章

# 甲状腺疾病

## 第一节 甲状腺功能亢进症

甲状腺功能亢进症简称甲亢，也称甲状腺毒症，是指由于各种原因导致的甲状腺呈高功能状态，引起甲状腺激素分泌增多，造成机体各系统兴奋性增高，以代谢亢进为主要表现的临床综合征。

### 一、病因及发病机制

据研究证明，甲亢是在遗传基础上，因感染、精神创伤等应激因素而诱发，属于抑制性 T 淋巴细胞功能缺陷所导致的一种器官特异性自身免疫性疾病，与自身免疫性甲状腺炎等同属自身免疫性甲状腺疾病。妊娠、碘化物过多、锂盐的治疗等因素也可能诱发甲亢。

#### (一)遗传因素

甲亢的发病与遗传显著相关，并与一定的人类白细胞抗原(human leucocyte antigen，HLA)类型有关，家族中有甲亢病史者，其发病率明显高于非遗传病史者。本病发病与人类白细胞抗原(HLA 二类抗原)有关。中国人发病与 HLA-B46 明显相关。

#### (二)自身免疫

Graves 病时免疫耐受、识别和调节功能减退，抗原特异或非特异性抑制性 T 淋巴细胞(Ts 细胞)功能缺陷，机体不能控制针对自身组织的免疫反应，减弱了 Ts 细胞对辅助性 T 淋巴细胞(Th 细胞)的抑制，特异 B 淋巴细胞在特异 Th 细胞辅助下，产生特异性免疫球蛋白(自身抗体)。甲状腺自身组织抗原或抗原成分主要有促甲状腺激素(thyroid stimulating hormone，TSH)、TSH 受体、甲状腺球蛋白(thyroglobulin,Tg)、甲状腺过氧化物酶(thyroid peroxidase,TPO)及 $Na^+/I^-$ 同向转运蛋白等。Graves 病患者血清中可检出甲状腺特异性抗体,即 TSH 受体抗体(TRAb)。TRAb 分为甲状腺兴奋性抗体(TSAb)和 TSH 阻断性抗体(TBAb)。TSAb 与 TSH 受体结合后,主要通过腺苷酸环化酶-cAMP 和磷脂酰肌醇-$Ca^{2+}$ 两个级联反应途径产生与 TSH 一样的生物学效应,$T_3$、$T_4$ 合成和分泌增加导致 Graves 病。Graves 病浸润性突眼主要与细胞免疫有关。血循环中针对甲状腺滤泡上皮细胞抗原的 T 淋巴细胞识别球后成纤维细胞或眼外肌细胞上的抗原,浸润眶部。被激活的 T 淋巴细胞与局部成纤维细胞或眼肌细胞表达免疫调节蛋白,增强眶部结缔组织的自身免疫反应,刺激成纤维细胞增殖,分泌大量的糖胺聚糖聚积于球后,继之出现水肿。

#### (三)环境因素

病毒或细菌感染、应激反应、皮质醇升高、性腺激素等方面的变化,可改变抑制或 Th 细胞的功能,增强免疫反应,诱发甲亢的发病。

#### (四)其他

妊娠、碘化物过多、锂盐的治疗等因素可能激发 Graves 病的免疫反应。长期服用含碘药物如胺碘酮者可引起碘蓄积,导致甲亢。

### 二、病理生理

当甲状腺分泌过多的甲状腺激素时,甲状腺激素可以促进磷酸化,主要通过刺激细胞膜的 $Na^+$-$K^+$-ATP 酶(即 $Na^+$-$K^+$ 泵),后者在维持细胞内外的 $Na^+$-$K^+$ 梯度的过程中需要大量能量以促进 $Na^+$ 的主动转移,以致 ATP 水解增多,从而促进线粒体氧化磷酸化反应,结果氧耗和产热均增加。甲状腺激素的作用虽是多方面的,但主要体现在促进蛋白质的合成,促进产热作用,以及与儿茶酚胺具有相互促进作用,从而影响各种代谢和脏器的功能。如甲状腺激素能增加基础代谢率,加速多种营养物质、肌肉的消耗。甲状腺激素和儿茶酚胺的协同作用加强,使神经系统、心血管和胃肠道等脏器的兴奋性增加,导致交感神经兴奋性增加,患者出现怕热多汗,心率增快,胃肠蠕动加快及手颤和肌颤等。此外,由于甲亢的发生与自身免疫反应有关,部分患者可出现不同程度的突眼。

### 三、分类

#### (一)甲状腺性甲亢

由于甲状腺本身的病变所致的甲状腺功能亢进。有甲亢症状,血 $T_3$、$T_4$、$FT_3$、$FT_4$ 升高,TSH 降低。

1.弥漫性甲状腺肿伴甲亢

弥漫性甲状腺肿伴甲亢又称 Graves 病，弥漫性甲状腺肿大伴甲状腺功能亢进，本病发生的家庭聚集现象非常明显，与同卵双胎间的关系显著一致，与人类白细胞抗原显著相关，并且感染、应激和性腺激素等变化均可成为诱因。精神因素是一个常见的诱因，强烈的突发的精神刺激可使肾上腺皮质激素急剧升高，改变抑制或辅助性 T 淋巴细胞的功能，增强免疫功能，发生甲亢。患者可出现典型的甲亢症状，伴有甲状腺弥漫性肿大，部分伴有突眼，患者体内的 TSH 受体抗体(TRAb)、甲状腺刺激性抗体(TSAb)阳性。

2.甲状腺自主性高功能腺瘤

原因未明，结节可呈多个或单个，起病缓慢，无突眼。甲状腺扫描呈热结节，且不受 TSH 调节，故系自主性功能亢进，结节外甲状腺组织摄碘功能因垂体分泌 TSH 功能受甲状腺激素所抑制而减低，甚至消失。

3.多结节性甲状腺肿伴甲亢(毒性多结节性甲状腺肿)

病因不明。常于甲状腺呈结节性肿大多年后出现甲亢，甲状腺结节所具有结构上的异质性和功能上的自主性，开始时甲状腺功能处于正常状态，随着甲状腺结节的病程延长，自主功能的程度逐渐增加，使病情从功能正常逐渐发展至功能亢进，发生甲亢。患者有甲亢症状，但部分患者症状较轻，甲状腺超声检查示甲状腺呈结节样改变，甲状腺扫描特点为摄碘功能呈不均匀分布，并不浓集于结节。

4.慢性淋巴细胞性甲状腺炎伴甲亢

慢性淋巴细胞性甲状腺炎伴甲亢又称桥本甲亢，其发病原因可能是在自身免疫性甲状腺炎的情况下，由于病变对甲状腺腺体的破坏，使甲状腺激素的释放增多，同时也可能存在有兴奋甲状腺的受体抗体的作用，刺激腺体组织，使甲状腺激素分泌增多。患者的甲亢症状较轻，甲状腺质地韧，血中的抗体 TgAb、TPOAb 升高。

5.甲状腺癌伴甲亢

因甲状腺内功能自主性病灶产生过多甲状腺激素而引起甲亢。甲状腺肿大呈不规则性，质地硬，表面不光滑，可有结节，癌肿有转移者可出现甲状腺周围的淋巴结肿大。甲状腺 B 超、CT 及甲状腺扫描可示癌肿的改变，检测血甲状腺球蛋白、降钙素及癌胚抗原等肿瘤指标可有助于诊断。

**(二)垂体性甲亢**

少见，由于垂体瘤分泌 TSH 过多而致甲亢。血 TSH 升高，使 $T_3$、$T_4$、$FT_3$、

$FT_4$升高。

### (三)异位 TSH 综合征

异位 TSH 综合征是因甲状腺外的肿瘤,如肺、胃、肠、胰、绒毛膜等脏器的恶性肿瘤分泌 TSH 或类 TSH 物质,而促使甲状腺分泌甲状腺激素增多。

### (四)绒毛膜促性腺激素相关性甲亢

如绒毛膜上皮癌、葡萄胎、侵蚀性葡萄胎、多胎妊娠等。卵巢皮样肿瘤中的毒性腺瘤可致甲亢,绒毛膜促性腺激素分泌增多也可致甲亢。

### (五)碘甲亢

由于各种原因摄入了过多的甲状腺激素而引起甲亢。服用含碘药物和制剂等,如应用胺碘酮控制心律失常,可使血中的甲状腺激素水平升高;在治疗甲亢过程中加用的甲状腺激素量过大,导致甲亢病情反复;甲状腺功能减退症在应用甲状腺激素治疗的过程中,服用甲状腺素时间过长未及时调整剂量或服用量过大,可致血中甲状腺激素水平升高,部分患者出现甲亢症状。

## 四、病理

### (一)甲状腺

多呈不同程度的弥漫性肿大,病程长者可呈结节状,质地软或韧,甲状腺内血管增生、充血,滤泡增生明显,细胞核可有分裂象,高尔基器肥大,线粒体增多。

### (二)浸润性突眼

浸润性突眼者的球后组织中常有脂肪浸润,纤维组织增生,黏多糖和糖胺聚糖沉积,透明质酸增多,可见淋巴细胞和浆细胞浸润。眼肌纤维增粗,肌纤维透明变性,肌细胞内黏多糖增多。

### (三)胫前黏液性水肿

病变部位见黏蛋白样透明质酸沉积,伴肥大细胞、吞噬细胞和内质网粗大的成纤维细胞浸润。

### (四)其他

骨骼肌、心肌可有类似眼肌的改变,久病者可有肝内脂肪浸润、坏死。少数患者可伴有骨质疏松。

## 五、临床表现

甲亢的临床表现可轻可重,有的表现为典型甲亢,有的为亚临床甲亢,有的甲亢患者长期得不到诊治,待发生甲状腺危象后才急症入院。甲亢多见于女性,男女发病之比为 1∶(4～6),以 20～40 岁为多,但儿童及老年人均可发病。

### (一)症状

典型的表现为甲状腺毒症表现,以及各系统代谢亢进的表现。

1.高代谢综合征

典型的甲亢症状主要为高代谢综合征,由于甲状腺激素分泌增多导致交感神经兴奋性增高、新陈代谢亢进,患者出现乏力、怕热多汗,尤其在夏季,重症患者会大汗淋漓。患者经常有饥饿感,进食多反而体重减轻。

2.精神神经系统

患者烦躁易怒,有的出现性情改变,记忆力减退,睡眠差、失眠多梦,还可出现手颤或肌颤。

3.心血管系统

甲亢时高水平的甲状腺激素使患者出现心动过速、心悸气短,血压升高、头晕、胸闷等,剧烈活动后症状明显。

4.消化系统

由于肠蠕动增快,患者出现大便次数增加、稀便,严重者出现腹泻、黄疸、肝功能损害。有的患者既往便秘,患甲亢后便秘消失,大便每天1次,这也是大便次数增多的表现,应注意鉴别。

5.肌肉骨骼系统

主要表现为甲状腺毒症周期性瘫痪,好发于20～40岁的亚洲男性甲亢患者,也可能为甲亢首发的明显的症状,以此就诊而诊断甲亢。有低钾血症,主要累及下肢,出现肌无力,多在清晨起床时不能站立、跌倒,双下肢瘫痪,几十分钟至几小时后可恢复;有的反复发作。甲亢时少数患者还可出现甲亢性肌病、重症肌无力,胫前黏液性水肿,属于自身免疫性疾病。

6.生殖系统

女性患者常有月经减少或闭经,有的到妇产科就诊而发现为甲亢;男性常有阳痿。

7.造血系统

循环血中淋巴细胞比例增加,白细胞总数及粒细胞降低;偶有血小板计数减少。

### (二)体征

查体可见皮肤温暖潮湿,少数患者出现低热。收缩压可升高,脉压增大,出现颈动脉搏动、水冲脉等外周血管征。可有手颤或舌颤,病情重者出现全身肌颤。部分患者有不同程度的甲状腺肿大及突眼。

1.眼征

部分患者出现突眼,出现上眼睑挛缩,睑裂增宽,眼球运动异常。当突眼度<19 mm 者为非浸润性突眼,突眼度>19 mm 者为浸润性突眼。并可出现不同程度的眼征。

(1)Stellwag 征:瞬目减少,两眼炯炯发亮。

(2)von Graefe 征:双眼向下看时,由于上眼睑不能随眼球下落,呈现白色巩膜。

(3)Joffroy 征:眼球向上看时,前额皮肤不能皱起。

(4)Mobius 征:双眼看近物时,眼球辐辏不良。

突眼严重者可出现眼内异物感、胀痛,畏光流泪,睡眠时眼睑不能闭合,导致角膜炎、复视、斜视等。

2.甲状腺肿

多数患者有不同程度的甲状腺肿大,尤其是在年轻患者,多呈弥漫性、对称性肿大,质地软,无压痛;久病者质地较韧,还可出现结节。桥本甲亢者的甲状腺质地韧;甲状腺癌者甲状腺质地硬,且伴有结节,边缘不规整,甲状腺周围可触及肿大的淋巴结。明显甲亢患者的甲状腺左右叶上下极可触及震颤,闻及血管杂音。

3.心脏体征

甲亢时心率快,第一心音亢进,少数患者,尤其是老年患者可出现房性心律失常或心房颤动。久病患者可出现心浊音界扩大,心尖区闻及收缩期杂音。

4.其他体征

有肠鸣音活跃或亢进;少数患者有胫前黏液性水肿,在双侧胫骨前皮肤呈非凹陷性水肿,皮肤增粗、增厚。有肌病者出现肌无力、肌腱反射减弱。

## 六、实验室检查

### (一)甲状腺功能测定

1.总甲状腺激素测定

总甲状腺激素($TT_3$、$TT_4$)仅能代表血中的总甲状腺激素水平,受甲状腺素结合球蛋白(thyroxine binding glibulin,TBG)的影响,在典型甲亢时可明显升高;在亚临床甲亢时可以表现升高不明显。临床有影响 TBG 的因素(如妊娠、服用雌激素、肝病、肾病、低蛋白血症、使用糖皮质激素等)存在时,应测定游离甲状腺激素。

2.游离甲状腺激素测定

游离甲状腺激素($FT_3$、$FT_4$)不受 TBG 影响,较 $TT_3$、$TT_4$测定能更准确地反映甲状腺的功能状态,是诊断甲亢的敏感指标。甲亢时明显升高,在亚临床甲亢时可有轻度升高,或在正常高限。

3.反 $T_3$测定

反 $T_3$($r\text{-}T_3$)是 $T_4$在外周组织的降解产物,其浓度的变化与 $T_3$、$T_4$维持一定比例,尤其与 $T_4$一致,是反映甲状腺功能的一项指标。在甲亢及复发的早期,仅有 $r\text{-}T_3$的升高。

**(二)超敏 TSH(sTSH)测定**

超敏 TSH 测定采用免疫放射分析。甲亢时 sTSH 降低。采用免疫放射分析法测定 TSH 优于放射免疫法,其灵敏度为 0.1～0.2 mU/L,能测定出低于正常的值。近年来,采用免疫化学发光分析测定,其灵敏度更高,sTSH 成为筛查甲状腺性甲亢的一线指标,甲状腺性甲亢时 TSH 通常＜0.1 mU/L,由于其灵敏度高,在甲状腺激素水平正常或在正常高限时,TSH 水平已经有改变,sTSH 是诊断甲状腺性甲亢、亚临床甲亢的敏感指标。但是在垂体性甲亢时不降低或升高。

**(三)甲状腺自身抗体测定**

TSH 受体抗体(TRAb)包括甲状腺刺激抗体(TSAb)和甲状腺刺激阻断抗体(TSBAb)。

1.TRAb

应用放射受体法测定,是鉴别甲亢病因、诊断 Graves 病的指标之一。因 TRAb 中包括 TSAb 和 TSBAb 两种抗体,而检测到的 TRAb 仅能有针对地反映 TSH 受体的自身抗体的存在,不能反映这种抗体的功能。但是当 Graves 病 TSAb 升高时,TRAb 也升高。

2.TSAb

TSAb 是 Graves 病的致病性抗体,该抗体阳性提示甲亢的病因是 Graves 病,是诊断 Graves 病的重要指标之一。Graves 病时 TSAb 升高,反映了这种抗体不仅与 TSH 受体结合,而且这种抗体产生了对甲状腺细胞的刺激功能。阳性率在 80%～100%,对 Graves 病,尤其是早期甲亢有诊断意义;并且对判断病情活动、是否复发有意义,是甲亢治疗后停药的重要指标。TSAb 可以通过胎盘导致新生儿甲亢,所以对新生儿甲亢有预测作用。

**（四）甲状腺球蛋白抗体（TgAb）和甲状腺过氧化物酶抗体（TPOAb）测定**

这两种抗体升高提示为自身免疫性甲状腺病。在桥本病时此抗体升高。甲亢患者这两种抗体升高时，提示桥本甲亢。如此抗体长期持续阳性，提示患者有进展为自身免疫性甲减的可能。

**（五）甲状腺球蛋白和降钙素测定**

对于甲亢患者合并有甲状腺结节者，甲状腺 B 超检查疑有甲状腺结节恶变者，需测定这些抗体，升高时提示甲状腺结节有恶变的可能，需进一步检查。在甲状腺癌术后的患者甲状腺球蛋白升高，提示有癌肿复发的可能；血降钙素升高提示应排除甲状腺髓样癌。

**（六）甲状腺摄$^{131}$I 率测定**

$^{131}$I 摄取率是诊断甲亢的传统方法，甲亢时甲状腺摄$^{131}$I 率升高，且高峰前移，3 小时摄$^{131}$I 率＞25％，24 小时＞45％。做甲状腺摄$^{131}$I 率时应禁食含碘的食物和药物，孕妇和哺乳期妇女禁用此检查。目前由于甲状腺激素及 sTSH 测定技术的开展，大多数甲亢患者不需再做甲状腺摄$^{131}$I 率，但是在诊断亚急性甲状腺炎时甲状腺摄$^{131}$I 率测定具有重要的诊断意义。亚急性甲状腺炎伴甲亢时测定甲状腺激素水平升高但甲状腺摄$^{131}$I 率降低，是诊断亚急性甲状腺炎的特征性指标。

**（七）甲状腺超声检查**

可明确甲状腺肿大的性质，是弥漫性肿大，还是结节性肿大，还可明确甲状腺内有无肿瘤、出血、囊肿等情况。

**（八）甲状腺核素静态显像**

对甲状腺肿大呈多结节性、或呈单结节者、或甲状腺有压痛疑诊为甲状腺炎等情况者，可进行甲状腺核素静态显像，明确甲状腺结节为凉结节，还是热结节，对高功能腺瘤的诊断有帮助。根据甲状腺摄取锝的情况，还可判断是否有桥本甲状腺炎、亚急性甲状腺炎的可能。甲状腺核素静态显像有助于胸骨后甲状腺肿的诊断，还对甲状腺结节的性质有一定的诊断价值。

**（九）甲状腺 CT 或 MRI 检查**

有助于甲状腺肿、异位甲状腺、甲状腺结节和甲状腺癌的诊断；还可明确突眼的原因、球后病变的性质，评估眼外肌受累的情况。

**（十）血常规检查**

外周血液循环中淋巴细胞绝对值和百分比及单核细胞增多，但白细胞总数偏低。血小板寿命较短，可显示轻度贫血。

### (十一)血生化检查

甲亢时可有血糖的轻度升高,有的患者处于糖耐量异常阶段;少数患者出现低血钾、肝功能异常及电解质紊乱。

## 七、诊断和鉴别诊断

### (一)诊断

典型病例经详细询问病史,依靠临床表现即可拟诊。不典型病例、小儿、老人及亚临床甲亢患者,往往症状不明显,易被漏诊或误诊。

1.临床甲亢的诊断

具有以下表现时,应考虑诊断为甲亢。

(1)具有高代谢的症状,并具有相关的体征,如体重减轻、乏力、怕热出汗、低热、大便次数增多、手抖和肌颤、心动过速等。

(2)甲状腺呈不同程度的肿大,部分患者伴有甲状腺结节,少数患者无甲状腺肿大。

(3)甲状腺功能测定示 $T_3$、$T_4$、$FT_3$、$FT_4$、r-$T_3$升高。甲状腺性甲亢时 TSH 降低(一般<0.1 mU/L);下丘脑、垂体性甲亢时 TSH 升高。

2.Graves 病的诊断标准

(1)有临床甲亢的症状和体征。

(2)甲状腺呈弥漫性肿大,少数病例可无甲状腺肿大。

(3)测定甲状腺激素水平升高,TSH 降低。

(4)部分患者有不同程度的眼球突出和浸润性眼征。

(5)部分患者有胫前黏液性水肿。

(6)甲状腺 TSH 受体抗体(TRAb 或 TSAb)阳性。

以上标准中,前 3 项为诊断必备条件,后 3 项为诊断辅助条件。

3.其他类型甲亢

除了有甲亢的临床表现和甲状腺激素升高外,各种类型的甲亢具有其特点。

(1)桥本甲亢:甲状腺质地韧,TgAb、TPOAb 可明显升高。也有少数桥本甲状腺炎患者在早期因炎症破坏甲状腺滤泡,甲状腺激素漏出而呈一过性甲亢,可称为桥本假性甲亢或桥本一过性甲状腺毒症。此类患者虽然有甲亢的症状,$TT_3$、$TT_4$升高,但是甲状腺$^{131}$I 摄取率降低,甲亢症状通常在短期内消失,甲状腺穿刺活检呈典型的桥本甲状腺炎的病理改变。

(2)高功能腺瘤:触诊发现甲状腺的单一结节,甲状腺核素静态显像有显著特征,显示“热结节”。

(3)结节性甲状腺肿伴甲亢：甲状腺肿大伴多结节，也可以表现为 $T_3$ 型甲亢，如果具有功能的结节，甲状腺核素静态显像可呈“热结节”，周围和对侧甲状腺组织受抑制或者不显像。

(4)甲状腺癌伴甲亢：甲状腺质地韧偏硬，可触及单一结节或多结节，且与周围组织有粘连，或伴有周围及颈部淋巴结肿大。有的查血降钙素升高，提示有甲状腺髓样癌的可能。甲状腺针吸活检有助于明确诊断。

在甲亢症状不典型或根据甲状腺功能结果不能确诊者，可做促甲状腺激素释放激素(thyropin-releasing hormone，TRH)兴奋试验：静脉应用 TRH 200 μg 后，TSH 不受 TRH 兴奋，提示为甲状腺性甲亢；还可做 $T_3$ 抑制试验：试验前先做甲状腺摄 $^{131}$I 率，然后服 $T_3$ 片 20 μg，每天 3 次，共服 7 天，服药后的甲状腺摄 $^{131}$I 率较服药前降低 50%以下者考虑甲亢，50%以上者可排除甲亢。

**(二)鉴别诊断**

1.甲状腺炎伴甲亢

(1)亚急性甲状腺炎伴甲亢：是在病毒等感染后发生了甲状腺炎，使甲状腺滤泡破坏，释放出甲状腺激素，出现一过性甲亢。患者出现发热、咽痛等上呼吸道感染的症状，甲状腺疼痛伴有局部压痛，检测甲状腺功能可升高，但甲状腺吸碘率降低，这是亚急性甲状腺炎伴甲亢的一个典型表现。在甲状腺毒症期过后可有一过性甲减，然后甲状腺功能逐渐恢复正常。

(2)安静型甲状腺炎：是自身免疫性甲状腺炎的一个亚型，甲状腺肿大不伴疼痛，大部分患者要经历一个由甲状腺毒症至甲减的过程，然后甲状腺功能恢复正常。

2.服用过多甲状腺激素所致甲亢

有服用过多甲状腺激素的病史，甲状腺可无肿大，测定甲状腺激素水平升高。通过测定甲状腺球蛋白可进行鉴别，外源甲状腺激素引起的甲状腺毒症甲状腺球蛋白水平很低或测不出，而甲状腺炎时甲状腺球蛋白水平明显升高。

3.神经官能症

此症患者多有精神受刺激史，睡眠差、多梦，重者失眠、可有精神障碍。由于长期睡眠少、食欲缺乏，可引起消化不良、体重减轻、消瘦，这些表现易与甲亢的症状相混淆，应及时检测甲状腺功能明确诊断。

4.嗜铬细胞瘤

由于肿瘤分泌肾上腺素、去甲肾上腺素增多，引起高代谢综合征如出汗、手抖、消瘦、乏力等，还可出现心动过速、神经精神症状，有时酷似甲亢，但嗜铬细胞瘤的主要表现为高血压，血压可呈阵发性升高，或呈持续性高血压阵发性加重，而无甲状腺肿及突眼。测甲状腺功能正常，血和尿儿茶酚胺升高，肾上腺影像学检查可以显示肾上腺肿瘤，以此可进行鉴别。

5.症状的鉴别

(1)消瘦：引起消瘦的原因很多，如恶性肿瘤、结核病、糖尿病、嗜铬细胞瘤等，应鉴别。

(2)低热：常见的伴有低热的疾病有结核病、恶性肿瘤晚期、风湿病、慢性感染等。

(3)腹泻：常见于溃疡性结肠炎、慢性肠炎、肠道激惹综合征等疾病。

(4)心律失常：应与冠心病、风湿性心脏病、高血压性心脏病、心肌病、肺心病等相鉴别。

6.体征的鉴别

(1)脉压增大：应与高血压、主动脉瓣关闭不全、贫血等鉴别。

(2)突眼：单侧突眼者应排除眶内肿瘤；双侧突眼应与肺心病等疾病相鉴别。

(3)甲状腺肿：应与单纯性甲状腺肿、结节性甲状腺肿、桥本甲状腺炎、甲状腺肿瘤等相鉴别。

## 八、治疗

一般治疗、抗甲状腺药物及辅助药物治疗、放射性$^{131}$I治疗及手术治疗。应根据患者的具体情况，选用适当的治疗方案。

### (一)一般治疗

应予适当休息。饮食要补充足够热量和营养，包括糖、蛋白质和B族维生素等。精神紧张、不安或失眠者，可给予安定类镇静剂。禁食含碘食物如海带、紫菜等。

### (二)药物治疗

1.抗甲状腺药物的治疗

(1)适应证：①病情轻、甲状腺轻中度肿大的甲亢患者；②年龄在20岁以下，妇女妊娠期、年迈体弱或合并严重心、肝、肾等疾病而不宜手术者；③重症甲亢、甲状腺危象的治疗；④甲亢的术前准备；⑤甲状腺次全切除后复发而不宜用$^{131}$I治疗者；⑥作为放射性$^{131}$I治疗前的辅助治疗；⑦经放射性$^{131}$I治疗后甲亢复发者。

(2)常用药物有以下几种：①硫脲类，甲硫氧嘧啶(MTU)及丙硫氧嘧啶(PTU)；②咪唑类，甲巯咪唑(MM)、卡比马唑(CMZ)。这些抗甲状腺药物都能抑制甲状腺素的合成，抑制甲状腺过氧化物酶活性，抑制碘化物形成活性碘，影响酪氨酸残基碘化，抑制碘化酪氨酸耦联形成碘甲状腺原氨酸；抗甲状腺药物还可抑制免疫球蛋白的生成，使甲状腺中淋巴细胞减少，TSAb 下降。PTU 还在外周组织抑制脱碘酶从而阻抑 $T_4$ 向 $T_3$ 的转换，所以在重症甲亢及甲状腺危象时首选应用。

(3)剂量与疗程：长程治疗分初治期、减量期及维持期，按病情轻重决定剂量。

初治期：MTU 或 PTU 300～450 mg/d 或 MM、CMZ 30～40 mg/d，分 2～3 次口服，妊娠期甲亢患者以选择 PTU 为宜。服药至症状减轻后酌情减量至常规剂量。初治期治疗至症状缓解或 $T_3$、$T_4$、$FT_3$、$FT_4$、r-$T_3$ 恢复正常或接近正常时即可减量，进入减量期。

减量期：根据病情及症状控制情况每 2～4 周减量 1 次。MTU 或 PTU 每次减 50～100 mg，MM 或 CMZ 每次减 5～10 mg。待症状完全消除，体征明显好转后根据甲状腺激素水平调整用药剂量，逐渐减量至最小维持量。

维持量期：经逐渐减少药物剂量后，患者的病情比较稳定，药物剂量服用较长时间调整很小，此时则进入维持量期，MTU 或 PTU 50～100 mg/d，MM 或 CMZ 5～10 mg/d，如此治疗至甲状腺功能较长期稳定在正常水平，以至停药。

疗程中除非有较严重反应，一般不宜中断，并定期随访。

(4)不良反应及处理：见以下几点。

粒细胞计数减少：常见的不良反应，发生率较高，所以在治疗过程中应经常检测血常规，如白细胞计数 $<3.0\times10^9$/L 或中性粒计数细胞 $<1.5\times10^9$/L 则应考虑停药，并应加强观察，试用升白细胞药物如维生素 $B_4$、鲨肝醇、利血生等，必要时给予泼尼松 30 mg/d 口服。粒细胞缺乏伴发热、咽痛、皮疹时，须即停药抢救，应用重组人粒细胞集落刺激因子，使白细胞上升后再继续用药或改用另一种抗甲状腺药物，或改用其他治疗方案。

药疹：较常见，可用抗组胺药控制，不必停药，但应严密观察，如皮疹加重，则应立即停药，以免发生剥脱性皮炎。

中毒性肝病：其发生率 0.1%～0.2%，多在用药后 3 周左右发生，表现为变态反应性肝炎，转氨酶升高。用药所致的肝功能损害应与甲亢本身所致的转氨酶升高相鉴别，所以在应用抗甲状腺药物前应先检测肝功能，以区别肝功能损害是否为抗甲状腺药物所致。还有罕见的 MM 导致的胆汁淤积性肝病，在停药后可逐渐恢复正常。如出现重症肝炎，应立即停药抢救。

血管炎：罕见，由抗甲状腺药物引起的药物性狼疮，查抗中性粒细胞胞浆抗体阳性。多见于中年女性患者，表现为急性肾功能异常，关节炎，皮肤溃疡，血管炎性皮疹等。停药后多数患者可恢复；少数严重病例需要应用大剂量糖皮质激素、免疫抑制剂或血液透析治疗。

(5)停药的指征：甲亢经用药物治疗完全缓解后何时停药，应考虑以下指标：甲亢的症状消失，突眼、甲状腺肿等体征得到缓解；检测甲状腺功能已多次正常，$T_3$、$T_4$、$FT_3$、$FT_4$、r-$T_3$等长期稳定在正常范围；sTSH 恢复正常且稳定；TSAb 下降至正常。

(6)甲亢复发：复发主要指甲亢经药物治疗后病情完全缓解，在停药后又有复发者。复发主要发生在停药后的第 1～2 年，3 年后复发率降低。甲亢复发后要寻找复发的诱因，以控制诱因，并可继续药物治疗。对药物治疗有不良反应者，或不能坚持服药者，应考虑改用放射性$^{131}$I 治疗或手术等其他治疗。

达到以上指标后再停药，停药后复发率小。

2.其他药物治疗

(1)碘剂：能抑制甲状腺激素从甲状腺释放，能减少甲状腺充血，但作用属暂时性。于给药后 2～3 周内症状逐渐减轻，但以后又可使甲亢症状加重，并影响抗甲状腺药物的疗效。所以仅适用于：①甲状腺手术前的准备；②甲状腺危象的治疗；③甲亢患者接受急诊外科手术。碘剂通常与抗甲状腺药物同时应用。控制甲亢的碘剂量大约为 6 mg/d；或复方碘溶液(Lugol 液)3～5 滴口服，每天 3 次。

(2)普萘洛尔：不仅作为β受体阻滞剂用于甲亢初治期(每次 10～20 mg，每天 3～4 次)，而且还有阻抑 $T_4$转换成 $T_3$的作用，近期改善症状疗效显著。此药可与碘剂等合用于术前准备，也可用于$^{131}$I 治疗前后及甲状腺危象时。哮喘患者禁用，可用阿替洛尔、美托洛尔。

(3)碳酸锂：可以抑制甲状腺激素分泌。但是与碘剂不同，不干扰甲状腺对放射性碘的摄取，主要用于对抗甲状腺药物和碘剂均过敏者，由于不良反应大，仅适于临时、短期应用控制甲亢。300～500 mg，每8 小时 1 次。

(4)促进白细胞增生药：主要用于有白细胞计数减少的甲亢患者。常用的有以下几种。①维生素 $B_4$：核酸的组成成分，参与 RNA 和 DNA 的合成，能促进白细胞的增生。口服每次 10～20 mg，每天 3 次。②鲨肝醇：有促进白细胞增生及抗放射作用，口服每次 50 mg，每天 3 次。③利血生：半胱氨酸的衍生物，能促进骨髓内粒细胞的生长和成熟，刺激白细胞及血小板增生，每次 20 mg 口服，每天

3 次。④重组人粒细胞集落刺激因子：主要刺激粒细胞系造血祖细胞的增殖、分化、成熟与释放。作用迅速，一般用于白细胞计数$<3.0\times10^9/L$时，此时应停用抗甲状腺药物，每天 75 μg 皮下注射，有变态反应者禁用。用促进白细胞增生药应定期监测血象。

(5)甲状腺激素：甲亢治疗过程中加用甲状腺素主要为预防药物性甲减，甲状腺素可反馈抑制 TSH 的分泌，防止甲状腺肿大和突眼，一般在抗甲状腺药物减量阶段应用。治疗中如症状缓解而甲状腺肿或突眼反而加重时，抗甲状腺药物可酌情减量，并可加用甲状腺片 40～60 mg/d 或 $L$-$T_4$ 12.5～50 μg/d，以后根据患者的具体病情决定抗甲状腺药物和甲状腺素的剂量。有的患者在加用甲状腺素后突眼和甲状腺肿得到缓解，而有些患者则在甲状腺素用量过大后会导致心悸、出汗、甲亢症状加重等，此时需停用甲状腺素，调整抗甲状腺药物剂量。

**(三)放射性$^{131}$I 治疗**

放射性$^{131}$I 能被甲状腺高度摄取，$^{131}$I 释放出 β 射线对甲状腺有毁损效应，使甲状腺滤泡上皮破坏而减少甲状腺素的分泌，同时还可抑制甲状腺内淋巴细胞的抗体生成，达到治疗甲亢的目的。

1.适应证

(1)成人 Graves 甲亢伴甲状腺肿大Ⅱ度以上。

(2)应用抗甲状腺药治疗失败或复发或对药物过敏者。

(3)甲亢手术治疗后复发者。

(4)伴有甲亢性心脏病或伴其他病因的心脏病的甲亢患者。

(5)甲亢合并白细胞计数减少或全血细胞计数减少者。

(6)老年甲亢。

(7)甲亢合并糖尿病。

(8)毒性多结节性甲状腺肿。

(9)自主功能性甲状腺结节合并甲亢。

2.相对适应证

(1)青少年和儿童甲亢，应用抗甲状腺药物治疗失败或复发，而不适宜手术者。

(2)甲亢合并肝、肾等脏器功能损害。

(3)轻度和稳定期的中度浸润性突眼的甲亢患者。

3.禁忌证

妊娠及哺乳期妇女禁用；严重心、肝、肾衰竭者；肺结核患者；重症浸润性突眼及甲状腺危象等患者禁用。

4.放射性$^{131}$I治疗的并发症

主要的并发症为甲减，早期由于腺体破坏，后期由于自身免疫反应所致。一般在治疗后第1年的发生率为4%～5%，以后每年递增1%～2%。另外，可有放射性甲状腺炎等并发症。

5.注意事项

青少年甲亢患者在甲亢初治时，尽量不首先选用放射性$^{131}$I治疗，防止导致永久性甲减。

由于采用放射性$^{131}$I治疗较采用药物治疗简单、方便，减少了长期服药的麻烦，近年来采用放射性$^{131}$I治疗的患者明显增多，治疗较安全，疗效明显。重症甲亢患者在行放射性$^{131}$I治疗前需用抗甲状腺药物治疗，控制甲亢，防止在放射性$^{131}$I治疗未显效前发生甲状腺危象。

**(四)手术治疗**

实行甲状腺次全切除术可使甲亢的治愈率达到70%左右。

1.适应证

(1)中、重度甲亢，长期服药效果不佳。

(2)停药后复发，或不能坚持长期服药，甲状腺明显肿大者。

(3)甲状腺巨大有压迫症状者。

(4)胸骨后甲状腺肿伴甲亢。

(5)多结节性甲状腺肿伴甲亢者。

(6)疑似与甲状腺癌并存者。

(7)儿童、青少年甲亢应用抗甲状腺药物治疗失败或效果差者。

2.禁忌证

伴有重症突眼的Graves病患者，严重心、肝、肾衰竭不能耐受手术者，妊娠早期及晚期以及轻症患者禁忌手术治疗。

3.术前准备

进行手术前必须用抗甲状腺药物充分治疗至症状控制，心率在80次/分左右，$T_3$、$T_4$、$FT_3$、$FT_4$、$r\text{-}T_3$在正常范围。手术前2周开始加服复方碘溶液，每次3～5滴，每天1～3次，术前1～2天停药。

4.手术治疗的并发症

(1)永久性甲减：由于手术损伤、Graves病本身的自身免疫性损伤所致。

(2)甲状旁腺功能减退：手术中甲状旁腺部分损伤或供应血管损伤可导致一

过性甲状旁腺功能减退，以后可逐渐恢复；如为甲状旁腺误切或大部分损伤，则可导致永久性甲状旁腺功能减退。

(3)喉返神经损伤：单侧损伤表现为发音困难、声音嘶哑；双侧损伤可出现气道阻塞，需要紧急处理。

(4)手术创口出血、感染。

(5)甲状腺危象：多由于术前准备不充分所致。术后短时间内出现甲亢症状加重，还可出现肺水肿、心功能不全、休克等，需立即抢救。

## 九、甲亢特殊的临床类型及诊治

甲亢时还有一些特殊的临床表现和类型，应予重视；根据病情选择合理的治疗方案。

### (一)甲状腺危象

甲状腺危象也称甲亢危象，是甲亢急性加重的临床综合征。

1.常见的诱因

(1)甲状腺危象多发生在甲亢未得到及时治疗的患者，尤其是在夏季、高温作业等，患者出汗多，脱水重。

(2)重症甲亢患者，未经药物治疗控制甲亢病情就进行放射性$^{131}$I治疗，在放射性碘治疗后，放射性$^{131}$I还未发挥作用、未控制过高的甲状腺激素水平而发生甲状腺危象。

(3)在感染、劳累、应激、急性胃肠炎、脱水、严重精神创伤等诱因情况下发生甲状腺危象。

(4)严重的躯体疾病：如充血性心力衰竭、低血糖症、败血症、脑血管意外、急腹症或重度创伤等。

(5)口服过量的甲状腺激素制剂。

(6)甲亢患者未做充分的术前准备，未应用足够的抗甲状腺药物治疗，甲状腺功能仍明显升高时就行甲状腺手术者，手术时使已合成的甲状腺激素释放到血循环中，使血中的甲状腺激素水平进一步升高，在术后短时间内就发生甲状腺危象，多见于老年人。近年来由于对甲亢的深入认识，大多数需要行手术治疗的甲亢患者，在术前都做了充分准备，已很少有此种现象发生。

2.发病机制

甲状腺危象的发生与血中的甲状腺激素水平明显升高有重要关系。甲亢时血中的甲状腺激素水平明显升高，其中$FT_3$、$FT_4$的升高速度比其浓度的升高更为重要，短期内具有生物活性的游离甲状腺激素水平升高是导致甲状腺危象发生的重要因素。甲亢时内环境发生紊乱，机体对甲状腺激素的耐受性下降，高水平甲状腺激素的作用更加明显。过多的甲状腺激素使肾上腺素能受体数目增加，使肾上腺素能神经兴奋性增高，导致儿茶酚胺的反应性增强，进一步刺激了甲状腺激素的合成和释放，表现出过高的甲状腺激素在各系统的作用。

3.临床表现

原有的甲亢症状加重，并且伴有高热，体温＞39 ℃，心率＞140 次/分，血压可升高或降低。患者神情紧张，烦躁不安，呼吸急促，大汗淋漓，全身乏力。出现全身肌颤、手颤，并伴有恶心、呕吐、腹泻，体重较前明显减轻。部分患者出现心律失常如心房纤颤、频繁期前收缩等。由于短时间内甲状腺激素的迅速升高，使心率明显增快，多数患者，尤其是年龄较大的患者都伴有不同程度的心功能不全，双肺闻及湿啰音或满布干湿性啰音，出现心源性哮喘、肺水肿、急性左心衰竭的表现。甲状腺危象患者如未得到及时诊断和治疗，在短时间内会出现血容量减少、血压下降、休克，甚至昏迷。如不及时抢救，死亡率高。

4.诊断

根据患者既往的甲亢病史及就诊时的临床表现，诊断一般不难。甲状腺激素水平明显升高，甲状腺性甲亢时 TSH 明显降低，白细胞总数及中性粒细胞计数常升高。

但是对于无甲亢诊治史的患者，诊断甲状腺危象主要根据临床表现；根据临床表现考虑为甲状腺危象时，可以抽血送检进行甲状腺功能、血常规等必要的检查；但是在危重患者，可能没有时间等待甲状腺功能的结果，应立即进行输液、吸氧、用药等抢救措施，抓住抢救时机，挽救患者的生命。

甲状腺危象时的甲状腺功能测定示甲状腺激素水平明显升高，但病情轻重与血甲状腺激素浓度无平行关系，所以仅根据甲状腺激素水平不能判断是否存在甲状腺危象，诊断主要依靠临床表现。

5.治疗

甲亢患者病情加重，一旦发生危象则急需抢救。

(1)抑制甲状腺激素合成：是治疗甲状腺危象的重要抢救措施。首选 PTU，能抑制 $T_4$、$T_3$ 合成和由 $T_4$ 转化为 $T_3$。首次剂量 600 mg 口服或经胃管注入。如无 PTU 时可用等量 MM 60 mg。继用 PTU 每次 200 mg 或 MM 每次 20 mg，每天口服 3 次，待症状控制后减量至常用治疗量。

(2)抑制甲状腺激素释放：病情严重者在服 PTU 1 小时后使用碘剂，复方碘溶液 5 滴，每 6 小时 1 次；或用碘化钠 0.5～1.0 g，加入 500 mL 液体中静脉滴注，第一个 24 小时可用 1～3 g，要避光静脉滴注。

(3)降低周围组织对甲状腺激素的反应：选用肾上腺素能阻滞剂，如无心功能不全和哮喘者，可用大剂量普萘洛尔 20～30 mg，每 6～8 小时口服 1 次，或 1 mg经稀释后缓慢静脉注射，视需要可间断给予 3～5 次。但应从小剂量开始，监测心率并注意窦房结功能，防止心率过慢；发生心功能不全者停用，以及时监测心率及血压。

(4)拮抗应激：应用糖皮质激素能抑制甲状腺激素的释放，降低周围组织对甲状腺激素的反应，并增强机体的应激能力。可给予氢化可的松 50～100 mg 加入液体中静脉滴注，每 6～8 小时 1 次；或用地塞米松5 mg加入液体中静脉滴注，每天 2～3 次。

(5)液体疗法：甲状腺危象时患者出现高热、出汗多、呕吐、腹泻等，使体液量丢失过多，造成脱水，甚至血压低，所以在应用抗甲状腺药物进行治疗的同时，需立即给予补液。可以先给予 5%葡萄糖盐水静脉滴注，根据患者失水的程度及心功能的情况决定补液量。如果有尿，无肾功能不全，可以给予 10%氯化钾加入液体中静脉滴注。测定血电解质，纠正低钠、低钾血症等。有低血糖者，可以应用 10%葡萄糖液静脉滴注，也可将 50%葡萄糖 40～60 mL 加入等渗液体中静脉滴注。开通静脉通道，有利于静脉滴注糖皮质激素、碘剂等。静脉滴注碘剂时需配制成 3‰浓度，避光静脉滴注。

(6)对症治疗：高热者可给予物理降温或药物降温，试用异丙嗪、哌替啶各 50 mg 静脉滴注；供氧；同时监护心、肾等功能。甲状腺危象时多数患者有不同程度的心功能不全，在给予抗甲状腺药物治疗的同时，急性左心衰竭时需高流量吸氧，根据病情选择急救药如哌替啶(25～50 mg)或吗啡(5 mg)静脉应用；急性肺水肿可选用快速利尿剂如呋塞米 20～40 mg 或血管扩张剂等，注意改善微循环。防治感染，由感染诱发者，需针对感染的类型选择有效的抗菌药物。监测血电解质及血气，纠正电解质、酸碱平衡紊乱。及时处理各种并发症。

6.甲状腺危象的预防

甲状腺危象一旦发生，死亡率较高；尤其在老年人，伴有高血压、冠心病、心肾功能不全的患者，其死亡率更高，所以关键在于预防。防止甲状腺危象发生的预防措施有以下几种。

(1)出现心悸、烦躁、怕热多汗、食欲亢进、消瘦乏力等症状时，应及时就诊，得到早期诊治。

(2)已经诊断为甲亢的患者，应在专业医师指导下进行规律的有效治疗，尽早控制病情。

(3)应用口服抗甲状腺药物治疗的甲亢患者，应按时服药和随诊，不能随意停药，防止甲亢复发，导致甲状腺危象的发生。

(4)甲亢患者在发生感染、创伤、施行手术、应激等情况时，要及时监控甲亢病情，根据病情程度调整用药，防止危象发生。

(5)在炎热天气、高温作业、长途旅行等情况时，要注意水分的补充，防止脱水，并合理用药控制甲亢。

(6)甲亢手术治疗前应用抗甲状腺药物做好术前准备；重症甲亢行放射性 $^{131}$I治疗前先用抗甲状腺药物控制病情。

**(二)甲状腺毒症性心脏病**

1.发病机制

甲状腺毒症时甲状腺激素分泌增多，对心脏有 3 个作用：①增强心脏 β 受体对儿茶酚胺的敏感性；②直接作用于心肌收缩蛋白，增强心肌的正性肌力作用；③继发于甲状腺激素的外周血管扩张，阻力下降，心排血量代偿性增加。上述作用导致心动过速、心排血量增加、心房纤颤和心力衰竭。多见于长期甲亢未得到很好控制的患者或老年甲亢患者。

2.临床表现

除典型的甲亢表现外，可以出现心界扩大、心脏杂音，有的出现心律失常，以心房纤颤、房性期前收缩为常见。甲亢长期得不到控制者，心律失常不易纠正，易发生甲亢性心肌病，心肌损害，心力衰竭。

心力衰竭分为两种类型：一类是心动过速和心排血量增加导致的心力衰竭。主要发生在年轻甲亢患者。此类心力衰竭非心脏泵衰竭所致，而是由于心脏高排出量后失代偿引起，称为“高排出量性心力衰竭”。常随甲亢控制，心力衰竭恢复。另一类是诱发和加重已有的或潜在的缺血性心脏病发生的心力衰竭，多发生在老年患者。此类心力衰竭是心脏泵衰竭。心房纤颤也是影响心脏功能的因素之一。甲亢患者中 10%～15% 发生心房纤颤。甲亢患者发生心力衰竭时，30%～50%与心房纤颤并存。

3.治疗

(1)应用抗甲状腺药物治疗：立即给予足量抗甲状腺药物，控制甲状腺功能至正常。

(2)$^{131}$I 治疗：经抗甲状腺药物控制甲状腺毒症症状后，尽早给予放射性 $^{131}$I 破坏甲状腺组织，控制甲亢，防止高甲状腺激素对心脏的进一步影响。为防止放射性损伤后引起的一过性高甲状腺激素血症加重心脏病变，给予$^{131}$I的同时可给予β受体阻滞剂保护心脏；$^{131}$I治疗后2周恢复抗甲状腺药物治疗，等待$^{131}$I发挥作用；$^{131}$I治疗后要监测甲状腺功能，如甲状腺激素水平仍高于正常，要应用抗甲状腺药物治疗，严格控制甲状腺功能在正常范围；如果发生$^{131}$I治疗后甲减，应用尽量小剂量的$L$-$T_4$控制血清TSH在正常范围，避免过量。

(3)β受体阻滞剂：普萘洛尔可以控制心动过速，减少心脏耗氧，适用于心率快、交感神经兴奋性增强的患者。

(4)心房颤动的治疗：对于甲亢伴有快速心房颤动者，给予β受体阻滞剂可有助于控制心率，减少心肌耗氧，如应用美托洛尔25～50 mg，每天1～2次，也可应用抗心律失常药物，如普罗帕酮等。对于有心力衰竭的慢性心房颤动，也可应用小剂量的洋地黄制剂，如地高辛0.125～0.25 mg/d，减慢心率，纠正心功能。

(5)心力衰竭的治疗：处理甲亢合并的充血性心力衰竭的措施与未合并甲亢者相同。但是纠正的难度加大。给予吸氧；减少回心血量，肺水肿者需用呋塞米20～40 mg，或应用血管扩张剂酚妥拉明等。在减少外周阻力的情况下，可应用洋地黄制剂，纠正心力衰竭。

**(三)淡漠型甲亢**

多见于老年患者。起病隐匿，临床症状较轻，无明显眼征和甲状腺肿。表现为表情淡漠、嗜睡、反应迟钝等，不易诊断。但大部分患者有心悸头晕，体重减轻、消瘦乏力。还可有腹泻、厌食，可伴有心房颤动、肌病等。所以在老年人，短时期内出现不明原因的消瘦，由便秘转成稀便，近期出现的心房颤动，由良好睡眠到睡眠差等，应考虑有甲亢的可能。根据甲状腺功能，判断甲亢的病情轻重，决定抗甲状腺药物的剂量。

**(四)$T_3$型甲状腺毒症**

多见于结节性甲状腺肿、自主高功能性腺瘤、淡漠型甲亢或缺碘地区的甲亢患者。由于甲亢时$T_3$和$T_4$生成的比例失调，$T_3$产生量过多所致。症状较轻，可能仅有乏力、心悸、大便次数增多等表现；也可能有部分甲亢症状，但是大多数体重无明显减轻。查$TT_3$、$FT_3$升高，而$TT_4$、$FT_4$正常。甲状腺摄$^{131}$I率正常或偏高，但不受外源性$T_3$抑制。治疗此型甲亢时，抗甲状腺药物的剂量应适当减少，治疗疗程可能不如Graves病长，需根据病情及时调整药量，防止发生甲减。

**(五)亚临床甲亢**

多见于甲亢早期，或发生在结节性甲状腺肿、甲状腺毒性腺瘤早期。可无明显甲亢症状，测定$T_3$、$T_4$、$FT_3$、$FT_4$在正常高限或高于正常，TSH降低。根据

TSH 降低的程度，划分为：①TSH 部分抑制，血清 TSH 在 0.1～0.4 mU/L；②TSH完全抑制，血清 TSH<0.1 mU/L。遇到有不典型甲亢症状的患者，以及时查甲状腺功能，还可测定 TRAb，可以早期诊断亚临床甲亢，防止发展为临床甲亢。

诊断亚临床甲亢时需排除其他原因引起的 TSH 降低，如下丘脑-垂体疾病、非甲状腺疾病、外源性甲状腺激素替代治疗等情况。早期诊断甲亢治疗相对容易，仅需要应用口服抗甲状腺药物就可控制，应用剂量较小，疗程较短。

**(六)妊娠与甲亢**

1.妊娠一过性甲状腺毒症

GTT 在妊娠妇女的发生率是 2%～3%。本病发生与人绒毛膜促性腺激素(HCG)的浓度增高有关。HCG 与 TSH 有相同的 α 亚单位、相似的 β 亚单位和受体亚单位，所以 HCG 对甲状腺细胞 TSH 受体有轻度的刺激作用。本症血清 TSH 水平减低、$FT_4$ 或 $FT_3$ 增高。

临床表现为甲亢症状，妊娠期的体重增加可掩盖甲亢所致的体重减轻，同时还由于妊娠期的生理性高代谢综合征、高雌激素血症所致的 TBG、$T_3$、$T_4$ 升高，给甲亢的诊断带来困难。如患者有心悸、乏力、四肢近端消瘦，体重不随妊娠月份而相应增加，应疑诊甲亢，做甲状腺功能检查明确诊断。病情的程度与血清 HCG 水平增高程度相关，但是无突眼，甲状腺自身抗体阴性。严重病例出现剧烈恶心、呕吐，体重下降 5%以上，严重时出现脱水和酮症，也称为妊娠剧吐一过性甲亢。多数病例仅需对症治疗，严重病例需要短时间应用抗甲状腺药物治疗。

2.妊娠 Graves 病的诊断

妊娠期具有生理性甲状腺素分泌增多的阶段，可出现甲状腺肿和相应的高代谢综合征，由于甲状腺激素结合球蛋白升高，血 $TT_3$、$TT_4$ 也可相应升高，与 Graves 病相似，对于甲亢的诊断相对困难。此时需结合以下征象考虑为 Graves 病：①有心悸，出汗多，手颤，大便次数增多，体重不随妊娠月份而相应增加，四肢近端消瘦，乏力等症状；②查体示甲状腺肿大，甲状腺区闻及血管杂音，或有不同程度的突眼，有肌震颤等；③甲状腺功能示 $FT_3$、$FT_4$ 升高，TSH 降低；④血清 TRAb 或 TSAb 升高。

3.甲亢与妊娠

未控制的甲亢使妊娠妇女流产、早产、先兆子痫、胎盘早剥等病症的发生率增高；早产儿、胎儿宫内生长迟缓、足月小样儿等的危险性升高。母体的甲状腺刺激抗体(TSAb)可以通过胎盘刺激胎儿的甲状腺引起胎儿或新生儿甲亢。所以，如果患者甲亢未控制，建议不要妊娠；如果患者正在接受抗甲状腺药物（ATD）治疗，血清 $TT_3$ 或 $FT_3$、$TT_4$ 或 $FT_4$ 达到正常范围，停 ATD 后可以怀孕；如果患者为妊娠期间发现甲亢，或在妊娠前患甲亢已控制良好而在妊娠期间甲亢复发者，在告知妊娠及胎儿可能存在的风险后，如患者选择继续妊娠，则首选抗甲状腺药物如 PTU 治疗；病情不能控制并有手术指征者，可考虑在妊娠 4～6 个月期间手术治疗。妊娠期间应监测胎儿发育。有效地控制甲亢可以减少高甲状腺激素对胎儿的影响。

4.妊娠期的 ATD 治疗

一过性甲亢患者有的仅需对症治疗；有明显的甲亢表现、血甲状腺激素水平明显升高者需要应用抗甲状腺药物治疗。因为 PTU 与血浆蛋白结合比例高，胎盘通过率低于 MM，PTU 通过胎盘的量仅是 MM 的 1/4；另外 MM 所致的皮肤发育不全较 PTU 多见，所以治疗妊娠期甲亢优先选择 PTU，MM 可作为第二线药物。ATD 治疗妊娠期甲亢的目标是使用最小有效剂量的 ATD，在尽可能短的时间内达到和维持血清 $FT_4$ 在正常值的上限，避免 ATD 通过胎盘影响胎儿的脑发育。起始剂量 PTU 50～100 mg，每天3 次口服，监测甲状腺功能，以及时减少药物剂量。治疗初期每 2～3 周检查甲状腺功能，以后延长至 3～4 周。血清 $FT_4$ 达到正常后数周 TSH 水平仍可处于抑制状态，因此 TSH 水平不能作为治疗时的监测指标。根据甲状腺激素水平的控制，逐渐减少 ATD 剂量；而不主张合并应用 $L$-$T_4$ 同时增加 ATD 的剂量。如果 ATD 治疗效果不佳，或对 ATD 过敏，或者甲状腺肿大明显，需要大剂量 ATD 才能控制甲亢时可以考虑手术治疗。手术时机一般选择在妊娠 4～6 个月；不适宜在妊娠早期和晚期行手术治疗，因为容易引起流产。β 受体阻滞剂如普萘洛尔与自发性流产有关，还可能引起胎儿宫内生长迟缓、产程延长、新生儿心动过缓等并发症，故应慎用或不用。

5.哺乳期的 ATD 治疗

近 20 年的研究表明，哺乳期 ATD 的应用对于后代是安全的，哺乳期使用 PTU 150 mg/d 或 MM 10 mg/d对婴儿脑发育没有明显影响，但是应当监测婴儿的甲状腺功能；哺乳期应用 ATD 进行治疗的母亲，其后代未发现有粒细胞减少、肝功能损害等并发症。MM 的乳汁排泌量是 PTU 的 7 倍，所以哺乳期治疗甲亢，PTU 应当作为首选。

6.妊娠期和哺乳期妇女禁用 $^{131}I$ 治疗甲亢

育龄妇女在行 $^{131}I$ 治疗前一定要确定未孕。如果选择 $^{131}I$ 治疗，治疗后的 6 个月内应当避免怀孕。

### (七)新生儿甲亢

本病的患病率为1‰～2‰。一项230例Graves病妊娠报告，新生儿甲亢的发生率是5.6%。Graves病母亲的TSAb可以通过胎盘到达胎儿，引起新生儿甲亢。TRAb的滴度超过30%或TSAb明显升高时容易发生本病。有的母亲其甲亢已经得到控制，但是由于血循环中TSAb存在，依然可以引起新生儿甲亢。妊娠25～30周时胎儿的胎音>160次/分提示本病。新生儿甲亢一般在出生后数天发作。表现为易激惹，皮肤潮红，高血压，体重增加缓慢，甲状腺肿大，突眼，心动过速，黄疸，心力衰竭。诊断依赖新生儿血清$TT_4$、$FT_4$、$TT_3$的增高。新生儿甲亢呈一过性，随着抗体消失，疾病自发性缓解，临床病程一般在3～12周。

新生儿甲亢一经诊断，需要用ATD治疗，目的是尽快降低新生儿循环血内的甲状腺激素浓度。PTU 5～10 mg/(kg·d)；或MM 0.5～1.0 mg/(kg·d)。如心率过快，可应用普萘洛尔1～2 mg/d，减慢心率和缓解症状。根据病情调整ATD剂量。

### (八)胫前黏液性水肿

在甲亢中不多见。少数甲亢患者在双胫骨前出现皮肤增厚、变粗、水肿，可有大小不等的斑块或结节，与Graves病同属于自身免疫性疾病。随着应用抗甲状腺药物治疗控制甲亢，水肿可逐渐消失，仅少数可留有皮肤粗厚。

### (九)Graves眼病(GO)

患者出现突眼，眼部肿痛，畏光流泪，并可出现复视或斜视；严重者出现眼球活动受限，眼睑闭合不全，角膜外露可发生角膜溃疡。GO可与甲亢同时发生，也可在甲亢之后，有的患者合并亚临床甲亢；仅有少数患者有突眼而甲状腺功能正常，称之为甲状腺功能正常的GO。

## 十、甲亢的个体化治疗方案选择

### (一)新发病的甲亢

对新发病者，要根据年龄、有无突眼，甲状腺肿大程度以及病情轻重来选择治疗方案。

1.年轻的、未婚的轻中度甲亢患者

初诊甲亢时，多采用口服抗甲状腺药物治疗。因为应用口服药物可以根据病情轻重变化及时调整剂量，使甲亢逐渐控制以至停药。治疗时间不太长者，一般不导致甲减。如果采用放射性$^{131}$I治疗，甲亢可以治愈，但是如果剂量不当，有导致甲减的可能，以后需要长期补充甲状腺激素；在需要生育时还要考虑甲状腺激素补充的问题，并需要长期监测甲状腺功能。

口服 ATD 治疗时应防止服药时间过长而未调整剂量，发生甲状腺功能减退，使突眼及甲状腺肿加重。长程治疗对轻、中度患者的缓解率约为 60%；短程治疗的缓解率约为 40%。

2.已婚、已育的甲亢患者

初诊甲亢时，根据患者的具体情况选择治疗方案。Graves 病患者，尤其是条件受限制，不能经常到医院复诊及检查者，或不能坚持长期服药及监测甲状腺功能等指标者，非桥本甲亢、无重症浸润性突眼、无碘过敏者，可以选择放射性 $^{131}$I治疗。

病情中度或轻症者，可以选择应用口服抗甲状腺药物治疗，因为有些甲亢患者，尤其是桥本甲亢患者，用药短时间内甲状腺功能就恢复正常，如选择应用放射性 $^{131}$I 治疗，可能在较小剂量时就可能出现甲减。开始可服用 MTU 或 PTU 6 片/天，待症状减轻后逐渐减量。伴有明显突眼的患者，初始治疗宜先选用口服抗甲状腺药物，经用药物突眼有所减轻，如不能坚持长期服药，或有抗甲状腺药物所致白细胞计数减少或肝功能损害者，可以再选择放射性 $^{131}$I 治疗。甲状腺明显肿大有压迫症状、或有甲状腺高功能腺瘤、或有甲状腺结节伴甲亢者，可以在应用抗甲状腺药物治疗控制甲亢后行手术治疗。

3.重症甲亢患者

需要先应用抗甲状腺药物控制甲亢的病情，待病情缓解后可以继续口服药物治疗，也可以根据病情选择放射性 $^{131}$I 治疗。口服药宜选择 PTU，因其药物起效快，控制症状作用明显。剂量为每天 8～12 片，个别重症或甲状腺危象前期患者初始药物剂量可达每天 12～15 片。

4.桥本甲亢患者

桥本甲亢表现为甲状腺质地韧，血中 TgA、TPOAb 可明显升高。初发甲亢时血甲状腺激素水平也可明显升高，但是应用 ATD 治疗后，在较短时间（如 1～3 个月）甲状腺功能可逐渐恢复正常，有的甚至出现甲减，所以初治时以选择 ATD 口服为宜，尽量在初治时不首选放射性 $^{131}$I 治疗，防止出现永久性甲减。在应用 ATD 期间，应严密监测病情及甲状腺功能，以及时调整药物剂量，防止用药过量。

**（二）甲亢复发**

对于应用口服 ATD 或放射性 $^{131}$I 或手术治疗后甲亢复发的患者，应根据复发时病情的轻重及患者目前的状况选择治疗方案。

1.应用口服抗甲状腺药物治疗后甲亢复发者

多为 Graves 病患者。经过系统、足够疗程治疗后又复发、无严重突眼者，可以考虑应用放射性$^{131}$I 治疗；如果未实行系统治疗、治疗不规律者，桥本甲亢可以继续应用口服药治疗。Graves 病无严重突眼者，建议应用放射性$^{131}$I 治疗；伴有严重突眼者，建议继续应用口服药治疗。甲状腺肿大明显的复发甲亢，在应用抗甲状腺药物治疗、甲亢控制后，可以考虑手术治疗；或直接应用放射性$^{131}$I 治疗。

2.应用放射性$^{131}$I 治疗后甲亢复发者

应用过 1 次放射性$^{131}$I 治疗后甲亢复发者，说明当时放射性$^{131}$I 的量偏小一些，放射性$^{131}$I 治疗后甲亢复发，最好不要急于进行第 2 次放射性$^{131}$I 治疗，因为两次的放射性$^{131}$I 的量累积可以导致甲减，应先用口服药物治疗。根据治疗所需的药物剂量和疗程，可以判断出病情的轻重，以及是否需要进行第 2 次放射性$^{131}$I治疗。有些患者甲亢复发应用很短时间的抗甲状腺药物治疗，甲状腺功能即可恢复正常，这种患者如果应用第 2 次放射性$^{131}$I 治疗，势必导致甲减的发生；而有些患者应用口服药病情仍有波动，且在短时间内不能减量，治疗疗程长，有的停药后又复发，这些患者可以做第 2 次放射性$^{131}$I 治疗。

3.甲亢经手术治疗后复发者

初诊甲亢经手术治疗后甲亢复发者，多数为 Graves 病患者，宜先给予口服抗甲状腺药物治疗，大部分患者的甲亢可以控制并逐渐治愈，因为手术后甲状腺的总体积减小，多数患者复发后呈现轻度甲亢，较少出现重症甲亢，在应用药物治疗后即可控制病情。部分患者的病情重，应用口服药物甲亢难以控制，或出现甲状腺结节(经诊断无癌变征象)，如无禁忌证，需应用放射性$^{131}$I 治疗，尽量争取既控制甲亢、又不引起甲减的效果。

4.应用口服抗甲状腺药物甲亢反复复发者

此类患者并不少见。多数因为长年服药不能坚持，时服时停，病程长了缺乏对疾病的重视，导致甲亢多年不愈。对于这些患者，无严重突眼者、无放射性$^{131}$I 治疗禁忌证者，应选择放射性$^{131}$I 治疗，控制甲亢，防止多年甲亢所致的并发症发生，如甲亢性心脏病、严重突眼等。如甲状腺明显肿大有压迫症状者，可以先应用抗甲状腺药物治疗，然后行手术治疗。

# 第二节 甲状腺功能减退症

甲状腺功能减退症(简称甲减)是指由于不同原因引起的甲状腺激素合成、分泌或生物效应不足所致的机体代谢减低的综合征。各种年龄均可发生,以女性居多。按起病年龄分3型,起病于胎儿或新生儿者,称呆小病;起病于儿童者,称幼年型甲减;起病于成年者,称成年型甲减。病情严重时均可出现黏液性水肿,引发昏迷者称黏液水肿昏迷。

甲减可以发生在各个年龄,从刚出生的新生儿至老年人都可发生甲减,以老年为多见。随着诊断技术的发展和普及,在大多数的医院都可测得甲状腺激素,近年来甲减的检出率明显升高,使大部分的患者能早期得到诊断和治疗,避免了甲减重症病例的出现。在非缺碘地区,甲减患病率0.3%～1.0%,60岁以上可达2%,新生儿甲减患病率1∶3 000～1∶7 000。甲减在男女都可发病,但女性多见,男女比例为1∶(4～5),临床甲减的患病率男性约为0.1%,女性约为1.9%。而亚临床甲减的患病率增高,男性约为2.7%,女性约为7.1%。

## 一、病因及发病机制

引起甲减的原因很多,不同原因引起的甲减因地域和环境因素(饮食中碘含量,致甲状腺肿物质,遗传及年龄等)不同而有差别。

### (一)原发性(甲状腺性)甲减

原发性甲减较多见,约占甲减的96%,是由甲状腺本身的病变所引起,常见病因有以下几种。

1.慢性淋巴细胞性甲状腺炎

慢性淋巴细胞性甲状腺炎又称桥本甲状腺炎、桥本病,是引起甲减的常见原因,占原发性甲减的大多数。由于甲状腺呈慢性自身免疫性甲状腺炎,随着病情进展,甲状腺滤泡的功能逐渐减退,导致甲减。

2.甲亢治疗后甲减

甲亢长期应用抗甲状腺药物治疗,抑制了甲状腺的功能,部分患者在甲亢治愈后逐渐出现甲减。

3.甲亢应用放射性碘治疗

甲亢行放射性碘治疗,最常见的并发症就是甲减,尤其是桥本甲亢患者应用放射性碘治疗，甲减的发生率更高。放射性碘破坏了甲状腺组织，使甲状腺的储备功能减低，随着应用放射性碘治疗后每年甲减的发生率在递增。

4.甲状腺手术

由于甲状腺结节、腺瘤或甲状腺癌行甲状腺手术治疗后，部分患者发生甲减，尤其是甲状腺癌的患者，甲状腺手术将大部分，甚至全部切除，术后需终身服用甲状腺素替代治疗。

5.颈部经放射线照射后

由于某些肿瘤如淋巴瘤行颈部放射线外照射治疗后，造成甲状腺滤泡的破坏，也可发生甲减。

6.甲状腺肿

患者地方性甲状腺肿发病有地域性、人群聚集性，有流行病学特征，人们的食物中含碘量低，每天摄碘量＜25 μg，呈地方性碘缺乏，并常有家族性。甲状腺肿大明显，甲状腺功能多减退。散发性甲状腺肿可由于甲状腺发育不全或缺如所致；自身免疫性疾病或服用过量抗甲状腺药物所致；也可因甲状腺激素合成酶系异常，引起甲状腺摄碘功能障碍、酪氨酸碘化和碘化酪氨酸耦联缺陷或甲状腺球蛋白合成和水解异常等所致。少数高碘地区也可发生甲状腺肿和甲减，据统计，每天摄入碘化物超过 6 mg 者易发生。

7.药物诱发

某些药物如锂盐、硫脲类、磺胺类、对氨基水杨酸钠、过氯酸盐、硫氰酸盐等可诱发甲减。

8.甲状腺先天发育异常

多有家族倾向；甲状腺激素合成障碍是常染色体隐性遗传，占先天性甲减的25％～30％。

9.产后甲状腺炎或无痛性甲状腺炎

产后出现甲状腺部位疼痛，甲状腺滤泡破坏，导致甲减。

10.致甲状腺肿物质

如含单价阴离子（$SCN^-$、$ClO_4^-$、$NO_3^-$）的盐类和含 $SCN^-$ 前体的食物可抑制甲状腺摄碘，引起甲状腺肿和甲减。长期大量食用某些白菜、芜菁、甘蓝、木薯等也可致甲状腺肿大。

11.激素合成障碍性甲减

分为：①甲状腺球蛋白合成和分解异常；②甲状腺浓聚碘功能障碍；③甲状腺碘有机化障碍；④碘化酪氨酸脱碘酶缺乏；⑤碘化酪氨酸耦联缺陷。

12.甲状腺癌破坏甲状腺组织

导致甲状腺功能障碍。

**(二)继发性(垂体性)甲减**

继发性甲减较少见,是由垂体疾病使 TSH 分泌减少所致。

1.垂体肿瘤

成人的病因多由于垂体部位的肿瘤较大,压迫了分泌 TSH 的细胞,使 TSH 分泌受阻,引起垂体性甲减。儿童的病因多源于颅咽管瘤。

2.垂体手术或放射治疗后

垂体瘤经手术切除或放射治疗后,可引起垂体功能减退,不仅有甲减,还会导致促性腺激素、促肾上腺皮质激素分泌减少,导致腺垂体功能减退。

3.席汉综合征

席汉综合征是由一百多年前席汉发现的一种临床综合征。多由于孕妇产后发生大出血,休克时间过长,易引起供应垂体血供的血管发生血栓,使垂体细胞缺血、缺氧,最终导致腺垂体发生坏死,出现腺垂体功能减退,垂体分泌促性腺激素、TSH、促肾上腺皮质激素均降低,出现各靶腺功能减退。

4.垂体卒中

垂体卒中是垂体肿瘤突发瘤内出血、梗死、坏死,致瘤体膨大引起的急性神经内分泌病变称垂体卒中。垂体腺瘤为垂体卒中最常见的原因,在垂体腺瘤基础上出现的垂体卒中多起病急骤,常有头痛、呕吐、视野缺损、眼运动神经麻痹、蝶鞍扩大等表现,可称为垂体腺瘤急性出血综合征。垂体卒中压迫垂体组织细胞,可引起腺垂体功能减退。

**(三)三发性(下丘脑性)甲减**

三发性甲减罕见,由于下丘脑产生 TRH 的减少,使垂体 TSH 的分泌减少而引起甲减,如鞍上肿瘤及先天性 TRH 缺乏等。

**(四)甲状腺激素抵抗综合征**

核受体缺乏、$T_3$或 $T_4$受体的结合障碍以及受体后缺陷等,可使甲状腺激素在外周组织实现生物效应障碍引起甲减。

**(五)TSH 不敏感综合征**

由于甲状腺对 TSH 有抵抗所致,常呈家族发病倾向,部分与遗传有关,为常染色体隐性遗传病。可能是由于 TSH 受体基因突变或 TSH 信息传递中 cAMP 生成障碍所致。

### （六）甲状腺激素不敏感综合征

呈常染色体显性或隐性遗传，有家族发病倾向。

## 二、病理

### （一）甲状腺

由于病因的不同，甲状腺体积可以缩小或肿大。

甲状腺萎缩性病变多见于慢性淋巴细胞性甲状腺炎，早期甲状腺腺体内有大量淋巴细胞、浆细胞浸润；久之甲状腺滤泡及胶质可见部分或全部消失，出现致密透明样的纤维组织。呆小病者的甲状腺多半呈萎缩性病变，甲状腺发育不全或缺如。伴甲状腺肿者，在早期可见滤泡细胞增生、肥大，胶质减少或消失；久病者甲状腺肿呈现结节状，镜下见滤泡充满胶质，滤泡上皮细胞呈扁平状。

### （二）垂体

原发性甲减时腺垂体增大，甚至呈结节状增生，这是由于甲状腺激素分泌减少以后反馈至腺垂体，使之过多地分泌 TSH 所致。垂体性甲减患者的垂体萎缩，或有肉芽肿等病变。

### （三）黏液性水肿

含透明质酸、黏蛋白、黏多糖的液体在组织内浸润。在皮下浸润致使皮肤肿胀，表皮萎缩、角化；肌纤维的浸润引起骨骼肌及心肌退行性变，以致坏死；全身的组织细胞核酸与蛋白质合成、代谢及酶系统的活力均减弱，浆膜腔积液；脑细胞可萎缩，呈退行性变。

## 三、临床表现

按发病年龄可分为呆小病、幼年型甲减、成人甲减；严重的甲减可出现黏液性水肿或昏迷。

### （一）呆小病

发生在胎儿期或出生 2 个月内的甲减称为呆小病或称克汀病。呆小病分为地方性和散发性两种。地方性呆小病是由于地方性碘缺乏，母体摄入碘不足，造成胎儿严重甲状腺功能低减，损害胎儿的神经系统发育和听力，出生后表现痴呆和聋哑为主，造成不可逆的神经系统损害，临床上多见到的是散发性呆小病。

患儿出生后表现少动作、嗜睡、主动吃奶差，很少啼哭；新生儿黄疸期长，便秘，对外界刺激反应差。随着时间的延长，患儿头面部表现为头大、头发稀疏、眼睑水肿、面色黄而虚肿、唇厚、舌大、流涎、表情淡漠、傻笑或痴呆。皮肤干燥而粗厚，皮温低。前囟闭合晚，出牙迟，牙齿发育不良。智力低下，反应差，伴有听觉和语言障碍，下肢呈痉挛步态，心脏扩大，心音低钝，血压低等。

### (二)幼年型甲减

幼年型甲减是指在幼年时期(儿童时期)发生的甲减，除了有代谢低减的表现外，主要影响儿童的生长发育。在儿童时期发病早者表现为生长发育迟缓、智力低下、活动少、便秘等症状；发病较晚者的症状常不典型，多数以甲状腺肿大来就诊。

### (三)成人甲减

甲减发生在成人期，临床以代谢减低为主要表现，是临床最为常见的甲减。

1.代谢减慢的表现

典型的表现为怕冷，乏力，少汗，表情淡漠皮肤苍白、发凉；颜面水肿、唇厚舌大、声音粗，食欲缺乏，大便干燥，反而体重增加。皮肤干燥、粗厚有脱屑，有下肢水肿。甲状腺可有肿大或萎缩。

2.神经精神系统

患者出现反应迟钝，记忆力减退，反应慢，抑郁，嗜睡；重者伴痴呆、幻想、木僵、昏睡等。

3.呼吸循环系统

患者出现心率慢，心音低，血压偏低，病情较重者常觉胸闷、气短，有心脏扩大，心动过缓，低血压；有时伴有心包、胸腔甚或腹腔等多浆膜腔积液。部分患者出现睡眠呼吸暂停，甚至呼吸衰竭，是导致甲减患者死亡的主要原因。

4.消化系统

甲状腺激素缺乏使食欲减退，胃酸分泌减少，肠蠕动减弱，出现顽固性便秘，甚可出现麻痹性肠梗阻。

5.性功能

女患者可有月经量过多，经期延长，不易怀孕，泌乳和多毛；男性出现阳痿，性功能减退。

6.肌肉与关节

主要表现为肌软弱无力，并可出现肌萎缩。腱反射减弱，关节活动度减小。跟腱反射的半弛缓时间延长对本病有诊断价值。

7.血液系统

由于甲状腺激素不足，影响红细胞生成素合成，骨髓造血功能减低，可致轻、中度的贫血，多数为正常细胞型正常色素性贫血。

### (四)亚临床型甲减

此症患者既无明显的甲减症状，也缺少典型的甲减体征，其血中的甲状腺激素也在正常范围，仅血中 TSH 水平高于正常。亚临床甲减常见的原因有慢性淋巴细胞性甲状腺炎、放射性碘及手术治疗后的 Graves 病、甲减时不适当的替代治疗、碳酸锂治疗、碘及含碘药物及颈部的外照射等。

## 四、实验室检查

### (一)血清 TSH 测定

血清 TSH 升高是原发性甲减的早期表现，是诊断的敏感指标。如仅有 TSH 升高而 $TT_3$、$TT_4$ 正常时，常为亚临床型甲减。下丘脑、垂体性甲减 TSH 正常或低于正常。

### (二)血清甲状腺激素测定

血清 $TT_3$、$TT_4$、$FT_3$、$FT_4$ 降低，$TT_4$、$FT_4$ 降低更明显为甲减的可靠诊断指标。r-$T_3$ 明显低于正常。

### (三)TRH 兴奋试验

行 TRH 兴奋试验后，TSH 明显升高，提示原发性甲减。TSH 水平降低，提示继发性或三发性甲减。TSH 延迟升高(反复给予 TRH 后)，往往提示下丘脑性甲减。

### (四)甲状腺抗体测定

血甲状腺球蛋白抗体(TgAb)和甲状腺过氧化物酶抗体(TPOAb)是确定原发性甲减病因的重要指标，是诊断自身免疫性甲状腺炎(包括桥本甲状腺炎、萎缩性甲状腺炎)的主要指标。一般认为 TPOAb 的意义较为肯定。当 TPOAb ＞50 IU/mL和 TgAb＞50 IU/mL 者，临床甲减和亚临床甲减的发生率显著增加。

### (五)血脂测定

血胆固醇、甘油三酯和 β-脂蛋白升高。

### (六)婴儿血或脐带血甲状腺功能测定

在地方性甲状腺肿流行地区，可采用测婴儿血或脐带血的 $FT_4$ 和 TSH，以达到早期诊断先天性甲减的目的。

### (七)甲状腺 B 超

通过甲状腺 B 超检查，有助于明确甲减的原因，B 超可显示单纯性甲状腺肿、结节性甲状腺肿、桥本甲状腺炎、甲状腺萎缩等征象。

### （八）影像学检查

可行颅骨 X 线、CT、MRI 检查，对下丘脑、垂体病变诊断有帮助。

### （九）血常规

可显示血红蛋白有不同程度的降低。

## 五、诊断和鉴别诊断

### （一）诊断

典型的甲减患者，结合临床表现与常采用的实验室检查，一般不难做出诊断，血清 TSH 和 $TT_4$、$FT_4$是诊断甲减的第一线指标。文献报道亚临床甲减的发生率并不低，此症临床表现不明显，实验室检查仅见血中 TSH 升高。血中 TSH 测定，对于确定甲减的病变是由原发性或是继发性原因引起的是十分有意义的，前者测定数值可明显高于正常，后者是降低的；而 TRH 兴奋试验则用于进一步鉴别甲减继发于垂体或是由于下丘脑的疾病所致，下丘脑病变者在注射 TRH 后，TSH 较注射前明显升高。慢性淋巴性甲状腺炎是引起原发性甲减的常见原因之一，对其中的大多数患者，进行血中抗甲状腺抗体测定，可得以诊断。

### （二）鉴别诊断

1.中枢性甲减与原发性甲减鉴别

根据基础 TSH 水平即可鉴别。中枢性甲减时 TSH 降低，而原发性甲减时 TSH 升高。当中枢性甲减表现为 TSH 正常或轻度升高时，需要做 TRH 兴奋试验鉴别。

2.贫血

贫血可由各种原因所引起。由血液系统疾病引起者如再生障碍性贫血表现为三系减少；缺铁性贫血具有一定的病因，表现为小细胞低色素性贫血。而甲减引起的贫血仅有血红蛋白降低，而无粒细胞、血小板计数的减少，同时还有甲减的表现可鉴别。

3.慢性肾炎

表现为蛋白尿，尿中可有颗粒管型，伴有高血压、肾性贫血，水肿呈凹陷性，由低蛋白血症所致。而甲减一般无蛋白尿及高血压，呈黏液性水肿。

4.肥胖症

多有肥胖、高血压、糖尿病等家族遗传史，呈单纯性肥胖，而无水肿及贫血等表现。

5.特发性水肿

无明显病因可寻，水肿但不伴有高血压、贫血、蛋白尿等表现，查血浆蛋白、甲状腺功能均正常。

## 六、治疗

应根据引起甲减的病因，进行相应的处理。甲状腺制剂的长期替代是本病主要和有效的治疗方法，常用的制剂如下。

### (一)左甲状腺素钠片($L$-$T_4$)

作用较慢且持久。由于起效时间较缓慢，患者容易耐受，剂量易于掌握，是治疗甲减较理想的制剂，目前已是本病的主要替代治疗药物。治疗的剂量取决于患者的病情、年龄、体重和个体差异。一般开始可从每天 25～50 μg 口服，以后根据病情逐渐调整剂量至生理需要量，一般为 50～150 μg/d。婴儿及儿童可根据体重计算每天所需的完全替代剂量：6 个月以内 6～8 μg/kg；6～12 个月 6 μg/kg；1～5 岁 5 μg/kg；6～12 岁 4 μg/kg。开始时应用完全替代量的 1/3～1/2，以后根据甲状腺功能及病情逐渐加至机体所需用的合适剂量。老年患者需要适当减少剂量，从每天 12.5～25.0 μg 开始应用，逐渐加至生理需要量。妊娠时适当增加剂量 20%～30%。甲状腺癌术后患者每天的需要量为 2.0～2.2 μg/kg，以达到甲状腺激素水平正常，抑制 TSH，防止肿瘤复发。

### (二)甲状腺片

甲状腺片是由家畜甲状腺的干燥粉末加工而成，其中含有 $T_4$ 为 $T_3$ 的 2.5 倍(猪)或 4 倍(牛)，价格便宜。因其甲状腺激素含量不稳定和 $T_4$ 含量偏少，$T_3$ 含量偏多，目前较少应用。在无 $L$-$T_4$ 的偏远地区，可应用甲状腺片，一般每天从 10～20 mg 开始应用，根据甲状腺功能调整剂量至生理需要量，维持量一般在每天 40～120 mg。对已有心脏病的老年患者，从小剂量开始应用，逐渐加至生理需要量。

### (三)三碘甲腺原氨酸(甲碘胺)

作用出现快，且药效维持时间较短，适用于黏液性水肿昏迷患者的抢救。成人开始时每天 10～20 μg，分 2～3 次口服，逐渐增加剂量，维持量每天 25～50 μg。儿童体重在 7 kg 以下者，开始时每天2.5 μg；7 kg 以上者，每天 5 μg；维持量每天 15～20 μg，分 2～3 次口服。

除了抗甲状腺药及甲状腺部分切除术后引起的暂时性的甲减，其他原因导致的甲减，应长期服用甲状腺制剂。在治疗中可根据患者的症状、体征及血中 TSH、$T_3$ 及 $T_4$ 的结果，来调整药物的剂量。当有妊娠或遇有应激情况时，不可停药。因为寒冷刺激可以增加 TSH 的分泌，进而促使甲状腺分泌甲状腺激素增多，以适应环境的改变，所以在气候寒冷时适当增加药量。甲减患者对镇静安眠药较敏感，应慎用。

## 七、甲减的特殊类型

### （一）甲减性心脏病

甲减性心脏病是指甲减患者伴有心肌改变或心包积液，或者两者并存，临床上见有心脏扩大、心排血量减少及心电图示肢体导联低电压等。

1.诊断依据

（1）有甲减的临床症状和体征，部分患者出现心绞痛或心功能不全。实验室检查符合甲减。

（2）70％～80％甲减患者有心电图的改变，包括心动过缓、肢体导联低电压、PR 间期延长、T 波平坦或倒置等。

（3）X 线检查示心脏有不同程度的扩大，可能是心肌有黏液性水肿和/或心包有积液所致。

（4）超声心动图可示心包积液。收缩时间间期（STI）测定显示心率减慢及心排血量减少，且心排血量及心肌耗氧量下降。STI 与甲状腺激素水平明显相关。

（5）心内膜心肌活检对了解心内膜心肌的病变及病变的程度有意义。

2.治疗

甲减患者易有高血压及冠心病，故降低血压及治疗高脂血症是有益的。如伴有心包积液，应尽早用甲状腺激素；有心绞痛者，可用硝酸甘油、长效硝酸酯类及 β 受体阻滞剂。如同时存在冠心病，甲状腺激素的应用必须谨慎，甲状腺片从每天 10 mg 开始，缓慢增加剂量，必要时应进行心电监护。$L$-$T_4$ 起效慢，更适合于对此种患者的治疗，每天 12.5～50.0 μg，根据病情决定用量。为缓解症状，防止心脏压塞，有时对大量心包积液的患者，可行心包穿刺。当甲状腺功能恢复正常、心包积液仍不消退，或出现心脏压塞，必要时考虑心包切开手术。若合并心力衰竭，应用洋地黄治疗应慎重，因甲减时洋地黄分解代谢缓慢，且心脏对洋地黄的耐受性差，极易蓄积中毒。

### （二）黏液性水肿昏迷

黏液性水肿昏迷又称甲减性昏迷，是甲减未能及时诊治，病情发展的晚期阶段。其特点除有严重的甲减表现以外，尚有低体温、昏迷，有时发生休克。本病常发生于老年女性患者。不论甲减是由哪一种病因引起的，凡是甲减的病情发展到末期，均可以导致黏液性水肿昏迷的发生。

1.发病诱因

黏液性水肿昏迷以老年患者居多，其发病年龄可为10～90岁，多在61～70岁。男女比例为1∶3.5。绝大多数患者昏迷发生在寒冷季节，肺部感染及心力衰竭为主要诱发因素。肺部感染也可以是昏迷后的并发症。镇静药、安眠药、麻醉剂等可诱发昏迷。一些代谢紊乱也是本症的诱发因素。黏液性水肿昏迷的诱发因素包括低温、胃肠道出血、感染（如肺部感染）、外伤、充血性心力衰竭、手术、药物、脑血管意外、镇静剂使用、安眠药、碳酸锂、胺碘酮及麻醉剂等药物使用、代谢障碍及电解质紊乱如低钠血症、高碳酸血症、酸中毒和低血糖等。

2.临床表现

患者可表现为昏迷，或先为嗜睡，以后短时间内逐渐发展为昏迷。前驱症状主要有对寒冷不能耐受及疲乏。通常发病前的数月已感疲乏及嗜睡，有的患者一天的睡眠时间可长达20小时以上，以至于进餐也受到影响。有些患者以便秘、听力减退或感觉异常为主诉。本病常有典型的甲减临床表现，黏液性水肿时患者水肿明显，反应差，神志清或恍惚，食欲缺乏，大便干燥，腹胀，有的出现不完全性肠梗阻。查体示血压低，体温低，皮肤干而粗糙，眼睑和面部水肿，眼裂变小，舌肥大，说话吐字不清。多数患者的甲状腺无明显肿大。心动过缓，心音低钝。伴有心功能不全者肺底可有湿啰音，双下肢水肿明显。约30%的患者有心脏增大或心包积液、心动过缓、心音低钝，心律不齐，严重时出现室性心动过速。部分患者有胸腔积液，腱反射明显迟钝。

低体温是黏液性水肿昏迷的标志和特点，发生率约占80%，不少患者体温低至27 ℃以下，这种体温提示已达疾病末期，病情难以恢复。约有20%患者的体温可以正常或高于正常。本症患者虽体温低，但不伴有战栗。多数患者昏迷时血压较低，约半数患者低于13.3/8.0 kPa（100/60 mmHg），可接近休克时水平，但也有30%患者不低于16.0/10.7 kPa（120/80 mmHg）。有些患者先有脑部症状，如智能低下、健忘、情绪变化、嗜睡、手不灵活、共济失调步态、轮替动作不能。有的有精神障碍，如幻觉、妄想及定向障碍，部分患者于昏迷开始时有癫痫大发作。肠道症状除有常见的便秘、腹胀以外，也可发生麻痹性肠梗阻及腹水。严重病例可发生休克、昏迷、严重的低氧血症、呼吸暂停等，不及时抢救可导致患者死亡。

3.实验室检查

（1）甲状腺功能检查：血中甲状腺激素水平明显减低，严重者血中$TT_4$、$FT_4$及$TT_3$可降至零。

(2)其他血液检查:多数患者有明显贫血,查血色素降低。血钠、血氯正常或减低,血钾正常或升高。血糖大多数正常,少数病例降低,个别升高。血气分析可显示低氧血症、高碳酸血症及呼吸性或混合性酸中毒,约 1/3 的患者 $CO_2$结合力升高。胆固醇常常升高,有 1/3 正常或降低。血尿素氮、肌酸磷酸激酶均可升高。血清乳酸脱氢酶也可增高。偶尔出现高血钙,其原因不明。

(3)心电图示心动过缓,各导联 QRS 波示低电压,QT 间期延长,T 波平坦或倒置。

(4)胸部 X 线检查可见心包积液引起的心影增大、胸腔积液。

(5)腹部 B 超检查可见腹水。

(6)脑电图示 α 波波率减慢,波幅普遍降低。

(7)脑脊液示蛋白质多异常升高,可高至 3 g/L,压力偶可增高,可高达 53.3 kPa(400 mmHg)。

4.诊断和鉴别诊断

(1)诊断:多数患者有长期甲减史,并有典型的甲减体征及发生黏液性水肿昏迷的诱因。但有些患者,由于起病缓慢,症状、体征不明显,不能确诊。凡是患者有低体温,临床存在不能解释的嗜睡、昏迷,应想到黏液性水肿昏迷的可能,尤其是在老年女性患者。如发现患者的颈前有手术切口痕,并有心动过缓、通气低下、皮肤粗糙、黏液水肿面容、舌大、低血压、反射迟缓以及心电图示低电压等,都是诊断本症的重要参考资料。对疑诊病例,应做血 $T_3$、$T_4$、$FT_3$、$FT_4$ 及 TSH 检查。

(2)鉴别诊断:典型病例诊断并不困难,但对不典型的病例,急诊条件下常难证实。临床上本病易与其他系统疾病混淆,特别是一些循环、消化、神经系统疾病及其他常见的昏迷原因如脑血管意外、低血糖昏迷、代谢性脑病等,应尽快排除,便于治疗。一些全身性疾病引起的甲状腺激素减低综合征,在与本病鉴别时也需考虑。

5.治疗

当排除了产生昏迷的其他原因,临床确立诊断以后,应当尽早开始治疗。治疗的目的是提高甲状腺激素水平及控制威胁生命的并发症。

(1)甲状腺激素替代治疗:目的是尽早使血中 $TT_4$、$TT_3$恢复正常。给药途径有口服和静脉给药。患者因肠道黏膜水肿,口服给药吸收不稳定,较满意的方法是静脉给药。静脉注入大剂量甲状腺素可以降低病死率。但此药有引起心律失常或心肌缺血等不良反应,如患者有冠状动脉硬化性心脏病,处理较困难,但这与危及生命的黏液性水肿昏迷相比，后者更加重要。有人主张用甲状腺素而不用三碘甲状腺原氨酸，其理由如下。①甲状腺素有静脉注射制剂；②其半寿期较长，每天给一次药即可；③甲状腺素在外周血中经脱碘作用，稳定的转化为三碘甲状腺原氨酸，血中浓度波动少；④甲状腺素容易监测。具体用法为开始静脉应用 $L$-$T_4$ 200～400 μg，此法可在 24 小时内使血中 $T_4$ 升至正常水平，第 2 天用 100 μg，第 3 天以后给予 50 μg，直至病情好转能够口服药物，可减为通常维持量。也有人主张开始静脉推注 $L$-$T_4$ 200～400 μg，同时或随后每 6～8 小时用三碘甲状腺原氨酸 10～25 μg。理由是此种患者的外周血中 $T_4$ 转换为 $T_3$ 的能力也减低，特别是当存在明显的并发症时，于几天内这种治疗均应加用少量 $T_3$。用甲状腺激素治疗时进行心电监护是必要的，如出现心律不齐或缺血性改变，需及时减少用量。

(2)糖皮质激素：原发性甲减者，肾上腺皮质储备功能差；垂体功能减退者，除可有甲减，也存在肾上腺皮质功能减退，需按照腺垂体功能减退的治疗补充肾上腺皮质激素及甲状腺激素。为避免肾上腺危象的发生，在用甲状腺激素的同时，应加用糖皮质激素如氢化可的松 100～200 mg 静脉滴注，以后视病情调整用量。

(3)一般疗法及支持疗法。①纠正低氧血症：黏液性水肿昏迷患者的换气能力降低，呼吸率下降，产生高碳酸血症及缺氧时，应行血气监护。如发生二氧化碳潴留，必须给氧。有时需气管切开、气管内插管或用人工呼吸器。②纠正心功能不全：有充血性心力衰竭时应用洋地黄制剂。③抗休克：如有低血压及休克，需用抗休克治疗及补液，必要时应予输血。④控制液体入量：甲减严重者，液体需要量较正常人少，如患者无发热，每天 500～1 000 mL 已足够。低血钠时应注意补充钠盐，减少液体量，如血钠很低时，可补充少量高渗盐水。但须注意，过多高渗盐水可引起心力衰竭。⑤纠正低血糖：开始用 50%葡萄糖液，以后用 5%～10%葡萄糖液静脉滴注。⑥防治感染：积极寻找感染灶，包括血、尿培养及胸片检查，对体温不高的患者，更要注意。不少患者对感染的反应差，体温常不升高，白细胞计数升高也不明显，为防止潜在感染灶的存在，常需加用抗菌药物。⑦治疗肠梗阻：因甲减时肠蠕动减慢，有些患者可出现不完全性肠梗阻，可插胃管，有时需做盲肠造口。⑧其他治疗及护理：低体温患者，仅用甲状腺激素替代治疗，体温可恢复正常。一般保暖只需盖上毛毯或被子或稍加升高室温即可。温度过高可使周围血管扩张，增加耗氧，易致循环衰竭，甚至死亡。有尿潴留者可放置导尿管引流。对黏液性水肿昏迷的患者需做好护理，保持呼吸道通畅，防止窒息。有呼吸暂停者，应加强观察，必要时行气管插管，呼吸机辅助呼吸。要定时翻身，保持皮肤清洁，防止压疮发生。

6.预后

最初48小时的救治对本病至关重要。呼吸衰竭是主要的死亡原因。过去本病死亡率高达80%，目前已降至50%～60%。许多因素如体温明显降低、昏迷时间延长、低血压、恶病质及未能识别和未及时处理等均会影响预后。实验室检查结果，对判断预后的价值不大。

7.黏液性水肿昏迷的预防

黏液性水肿昏迷一旦发生，死亡率较高；尤其在老年人，伴有高血压、冠心病、心肾功能不全的患者，其死亡率更高，所以关键在于预防。防止黏液性水肿昏迷发生的预防措施如下。

(1)出现乏力、心动过缓、怕冷、食欲缺乏、大便干燥、体重增加等表现时，应及时就诊，得到早期诊治。

(2)已经诊断为甲减的患者，应在专业医师指导下进行规律的有效治疗，以及时调整甲状腺激素的用量，尽早控制病情。

(3)永久性甲减患者应按时服药和随诊，不能随意停药，防止甲减病情加重，导致黏液性水肿昏迷的发生。

(4)甲减患者在发生感染、创伤、施行手术、应激等情况时，要及时监控甲减病情，根据病情程度调整甲状腺激素的用量，防止病情加重。

(5)在寒冷天气、室外作业、长途旅行等情况时，要注意甲状腺激素剂量的调整，防止药物剂量不足。

**(三)亚临床甲减**

根据各文献报道，亚临床甲减的患病率随年龄增长而增高，女性多见。亚临床甲减时多数无明显的临床症状和体征，有些妇女随增龄而体重逐渐增加，多不被患者所察觉，所以在中老年妇女定期测定甲状腺功能有助于亚临床甲减的早期发现。

1.亚临床甲减的危害

(1)血脂异常：主要表现为低密度脂蛋白胆固醇、血清总胆固醇升高、高密度脂蛋白胆固醇降低。亚临床甲减时血脂代谢异常，导致动脉硬化，是缺血性心脏病发生的危险因素。

(2)发展为临床甲减：英国 Whickham 前瞻性研究证实，单纯甲状腺自身抗体阳性、单纯亚临床甲减、甲状腺自身抗体阳性合并亚临床甲减每年发展为临床甲减的发生率分别为 2%、3%和 5%。

(3)妊娠期亚临床甲减：能影响胎儿的脑发育及神经智力发育。

2.亚临床甲减的自然转归

我国学者随访 100 例未接受甲状腺激素治疗的亚临床甲减患者 5 年，约 29%的患者仍维持亚临床甲减状态；约 5%发展为临床甲减；其余 66%的患者甲状腺功能恢复正常。

3.亚临床甲减患者甲状腺功能不易恢复正常的影响因素

Logistic 回归分析显示，初访时 TSH>6 mU/L，甲状腺自身抗体阳性，以及碘缺乏、补碘至碘超足量，是亚临床甲减患者甲状腺功能不易恢复正常的影响因素。

4.亚临床甲减的治疗

关于亚临床甲减的治疗有不同的认识，一直存在争论。2004 年，美国甲状腺学会(ATA)、美国临床内分泌医师学会(AACE)和美国内分泌学会(ASE)召开会议，达成以下共识：①TSH>10 mU/L，主张给予 $L$-$T_4$ 替代治疗；治疗过程中监测 TSH 浓度，防止用药过量。②TSH 处于 4.0～10 mU/L，不主张给予 $L$-$T_4$治疗，但是要定期监测 TSH 的变化。对于 TSH 4.0～10 mU/L 伴 TPOAb 阳性的患者，应密切观察 TSH 的变化，如继续升高，适合应用 $L$-$T_4$进行替代治疗。

**(四)妊娠与甲减**

妊娠妇女合并甲减，包括两种情况：①在妊娠前就已经确诊甲减；②在妊娠期间诊断了甲减。

1.母体甲状腺激素水平降低对胎儿的影响

临床甲减的患者生育能力降低；在妊娠早期存在甲减，对胎儿脑发育第一阶段有明显影响。在妊娠的4～5 个月内，胎儿的甲状腺功能尚未完全建立，胎儿的初期脑发育所需的甲状腺激素主要来源于母体，直接依赖于母体循环中的 $T_4$ 水平。如果此时母体的甲状腺激素缺乏，可以影响胎儿的脑发育，导致后代的智力发育障碍。美国学者发现，妊娠 17 周患甲减的母亲，未给予 $L$-$T_4$治疗组母亲的后代在 7～9 岁时的智商(IQ)较正常对照组母亲的后代降低 7 分；而给予 $L$-$T_4$治疗组的后代的 IQ 与正常对照组后代无明显差别。

2.妊娠期甲减的诊断及甲状腺功能评估

(1)妊娠期甲减的诊断：妊娠期间由于受多种因素的影响，TSH 和甲状腺激素的参考范围与普通人群不同。一般认为在妊娠早期 TSH 参考范围应该低于非妊娠人群 30%～50%，目前国际上部分学者提出 2.5 mU/L 作为妊娠早期 TSH 正常范围的上限，超过这个上限可以诊断为妊娠期甲减。

(2)妊娠期甲状腺功能评估：由于妊娠期 $FT_4$ 波动较大，国际上推荐应用 $TT_4$ 评估孕妇的甲状腺功能。妊娠期间 $TT_4$ 浓度增加，大约为非妊娠时正常值的 1.5 倍。如妊娠期间 TSH 正常(0.3～2.5 mU/L)，仅 $TT_4$ 低于 100 nmol/L，可以诊断为低 $T_4$ 血症。

3.治疗

(1)妊娠前已诊断为甲减者，需要调整 $L$-$T_4$ 的量，使血清 TSH 在 2.5 mU/L 以下，再考虑怀孕。

(2)在妊娠期一旦诊断甲减，需立即进行 $L$-$T_4$ 治疗，使升高的 TSH 降低，维持在 0.3～2.5 mU/L 为宜。每 2～4 周需测定一次甲状腺功能，以及时调整 $L$-$T_4$ 剂量，使甲状腺功能始终维持正常。

4.对妊娠妇女甲减的筛查

由于甲减对后代的不良影响，主张对可能患甲减的高危人群做妊娠前的筛查，测定甲状腺功能、TSH。甲减的高危人群包括有甲状腺疾病个人史和家族史者；有甲状腺肿大；有甲状腺手术和 $^{131}I$ 治疗史者；有自身免疫性疾病个人史和家族史者，如系统性红斑狼疮、1 型糖尿病、类风湿关节炎等。美国临床内分泌医师学会主张对妊娠妇女进行 TSH 常规检查，以及时发现和治疗临床甲减和亚临床甲减。

**(五)新生儿甲减**

其发生率是 1/4 000，主要原因有甲状腺发育不良、甲状腺激素合成异常、下丘脑-垂体性 TSH 缺乏、一过性甲减。一过性甲减的原因有药物性、高碘、母体甲状腺刺激阻断性抗体(TSBAb)通过胎盘，抑制胎儿的甲状腺功能。

1.新生儿甲减的筛查

我国对新生儿实行甲减的常规筛查制度，测定新生儿足跟血 TSH(试纸法)是最可靠的筛查方法。新生儿足跟血 TSH 的正常值<9.2 mU/L，如果测定值偏高，需要进一步测定血清 TSH 及甲状腺激素。新生儿甲减的诊断标准：新生儿 1～4 周期间，TSH>7 mU/L，$TT_4$<84 nmol/L。采集标本时间应当在产后 3～5 天内。

2.治疗

宜早期诊断，早期治疗。应选用 $L$-$T_4$，每天 6～8 μg/kg。应用过程中监测甲状腺功能，使 $TT_4$ 恢复正常。甲状腺激素水平维持正常一段时间后，TSH 可逐渐降至正常。根据甲状腺功能情况决定患者维持用药的时间，一般需服药2～3年。但是如果是由于甲状腺发育异常所致者，则需要长期服药。

## 八、甲减的个体化治疗方案

甲减一旦诊断，需要应用甲状腺激素治疗。除了一过性甲减外，大部分甲减患者需要长期应用甲状腺激素替代治疗。仅应用甲状腺激素，看似比较简单，但是需要在治疗中找到每位患者合适的替代量，在不同的生理时期还需要调整剂量，以满足机体的需要。

### (一)甲状腺切除后所致的甲减

因甲状腺肿瘤或结节或甲状腺癌行甲状腺大部分切除或全部切除者，甲状腺功能出现明显减低，在术后就需要应用甲状腺激素替代治疗，而且应用剂量较大，如 $L\text{-}T_4$ 每天 100～200 μg 不等，要长期服用。

### (二)桥本病所致的甲减

桥本病病程短者，甲状腺功能多在正常范围，开始一般不需要应用甲状腺激素。随着病情发展，逐渐出现 TSH 的升高，由亚临床甲减逐渐发展至临床甲减，所以甲状腺激素的量也是由小剂量开始应用，如 $L\text{-}T_4$ 每天 25～50 μg，随着病程延长、甲状腺功能的下降，需要逐渐增加甲状腺激素的剂量。

### (三)呆小症、幼年型甲减

因自幼甲状腺功能就明显减退，所以初始治疗甲状腺激素的量就偏大，而且一直需要维持较大剂量的甲状腺激素替代治疗。

### (四)下丘脑-垂体性甲减

在有甲减的同时，还存在肾上腺皮质功能及性腺功能的减退，需要同时补充甲状腺激素及糖皮质激素，生育期患者还需要补充性激素。需要甲状腺激素的量多为中等剂量，如 $L\text{-}T_4$ 每天 100～150 μg，要长期服用。

### (五)女性甲减患者需要妊娠时

当甲减的女性患者需要生育时，在妊娠前需应用甲状腺素替代治疗，使甲状腺激素的水平保持正常，以满足机体代谢的需要，甲状腺性甲减患者的 TSH 以保持在正常水平(TSH＜2.5 mU/L)后再考虑妊娠。

### (六)根据季节变换及生理需要调整甲状腺激素的剂量

在天冷季节，人体的代谢减慢，对于甲减患者，有的则表现出原来服用甲状腺激素剂量的不足，需要适当增加小剂量；在各种应激状态时，甲减患者由于其甲状腺的储备功能差，有可能需要增加剂量。

### (七)应用放射性$^{131}$I治疗后的甲减

如甲亢或甲状腺肿瘤应用放射性$^{131}$I治疗后发生甲减，开始甲状腺素替代治疗的量不大，如 $L$-$T_4$ 每天 25～50 μg；但是随着病程延长，甲状腺滤泡破坏，储备功能下降，甲状腺激素的治疗量有可能要随之逐渐增加，如 $L$-$T_4$ 每天 100～150 μg。

## 第三节 急性甲状腺炎

急性甲状腺炎是甲状腺发生的急性化脓性感染，它是由细菌或真菌感染所致，细菌或真菌经血液循环、淋巴道或邻近化脓病变蔓延侵犯甲状腺引起急性化脓性炎症，使甲状腺组织发生变性、渗出、坏死、增生等炎症病理改变而导致的一系列临床病征。由于甲状腺血运极为丰富，淋巴回流良好，有完整的包膜，且甲状腺组织内碘浓度高，故其抗感染力强，因而受感染形成甲状腺炎的概率不高。

### 一、病因

常见的病原菌为金黄葡萄球菌、溶血性链球菌、肺炎链球菌、革兰阴性菌等。细菌可经血道、淋巴道、邻近组织器官感染蔓延或穿刺操作进入甲状腺。大部分病例继发于上呼吸道、口腔或颈部软组织化脓性感染的直接扩散，如急性咽炎、化脓性扁桃体炎等。少部分病例继发于败血症或颈部开放性创伤。营养不良的婴儿、糖尿病患者、身体虚弱的老人或免疫缺陷的患者易发。梨状窝瘘是引起儿童急性甲状腺炎的主要原因。Walfish 等报道 1 例癌性食管-甲状腺瘘并甲状腺需氧菌和厌氧菌混合感染的甲状腺炎。病毒感染非常罕见，但已有数例获得性免疫缺陷综合征患者患甲状腺巨细胞病毒感染的报道。

### 二、病理

#### (一)肉眼所见

甲状腺呈弥漫性或局限性肿大，如发病前甲状腺正常，多呈弥漫型；如原有甲状腺腺瘤或结节，则多为局限型。炎症可累及单侧甲状腺或双侧甲状腺，有的仅限于峡部。炎症的后期可表现局部脓肿。

#### (二)镜检

典型的急性甲状腺炎的组织学变化是在甲状腺内有大量中性粒细胞浸润及

组织坏死，呈急性化脓性炎或非化脓性炎改变，化脓性炎常见微脓肿形成，甲状腺滤泡破坏，血管扩张充血，有时可见细菌菌落。

## 三、临床表现

急性甲状腺炎多见于中年女性。发病前1～2周多有咽痛、鼻塞、头痛、全身酸痛等上呼吸道感染史。

### （一）症状

突然发病，患者出现寒战高热、出汗及全身不适，甲状腺部位出现疼痛，疼痛可波及耳后、枕部，颈部后伸、吞咽时甲状腺疼痛加剧，疼痛可向两颊、两耳或枕部放射，若化脓则出现胀痛、跳痛。严重者可有声嘶、气促、吞咽困难等，并有邻近器官或组织感染的征象。

### （二）体征

体温可在38～39 ℃或以上，急性病容，甲状腺肿大并出现局部肿块，局部皮肤发红、发热，甲状腺区有明显触痛，呈现红肿热痛的典型的炎症表现。成脓后局部可出现波动感。少数病例可发生搏动性肿物。患者可有心动过速等。

### （三）急性甲状腺炎的并发症

较为罕见。

1.甲减

腺体组织的坏死和脓肿形成可引起甲减。主要因感染导致腺体的破坏，临床可出现暂时性甲减。

2.脓肿压迫症

甲状腺脓肿压迫神经和气管，可出现声带麻痹、气管阻塞、局部交感神经功能紊乱等表现。

3.感染局部蔓延

甲状腺脓肿破裂向周围组织和器官（如前纵隔、气管及食管）穿破及扩散，可引致颈内静脉血栓形成和气管穿孔等。

4.感染全身扩散

感染经血路全身扩散，患者可并发肺炎、纵隔炎、心包炎、脓毒血症等。若延误治疗常可导致死亡。

5.急性甲状腺炎复发

在复发性急性甲状腺炎中，80％是因为持续存在梨状窦-甲状腺瘘，其中的92％发生在甲状腺左叶，6％发生在右叶，2％为双侧甲状腺发生。

## 四、相关辅助检查

### (一)实验室检查

1.血常规

外周血白细胞计数和中性粒细胞计数升高。

2.血沉及C-反应蛋白

血沉加快;C-反应蛋白增高。

3.甲状腺的功能检查

细菌感染的急性甲状腺炎患者,其甲状腺的功能大都正常;但在真菌感染的病例中,甲状腺功能大多偏低,而分枝杆菌感染的甲状腺激素水平常偏高。

4.细菌学检查

甲状腺局部穿刺抽吸脓液进行细菌培养、革兰染色有助于确定感染细菌;做药物敏感试验有助于抗菌药物的选择。

### (二)甲状腺扫描

90%以上的细菌感染患者和78%的分枝杆菌感染的患者,可发现凉结节或冷结节。有甲状腺包块的部位呈放射性分布缺损。

### (三)甲状腺B超检查

可发现甲状腺单叶肿胀或脓肿形成。

### (四)影像学检查

1.X线检查

可了解气管偏移或受压情况,有时可发现甲状腺及甲状腺周围组织中由产气杆菌产生的游离气体。

2.CT或MRI检查

有助于纵隔脓肿的诊断。

## 五、治疗

对于急性甲状腺炎患者,由于有感染、高热、甲状腺局部的红肿热痛,治疗以控制感染为主,并给予甲状腺局部对症处理,补足液体和能量。

### (一)抗菌药物应用

在甲状腺局部穿刺脓液细菌培养及药敏试验未出结果前,宜选用广谱抗生素。通常针对链球菌和金黄色葡萄球菌感染选用抗生素。病情轻者可采用口服耐青霉素酶的抗生素,如氯唑西林、双氯西林或联合青霉素及β-内酰胺酶抑制剂。但是大多数患者有高热及甲状腺局部的红肿热痛,症状较重,应采用静脉给药。常用青霉素类、第二代头孢菌素类;对青霉素过敏者,可选用大环内酯类药物或氯霉素，有效抗生素的使用至少持续 14 天。如果伴有血行感染，有败血症、脓毒血症时，宜联合两种抗菌药物应用，如针对革兰阳性菌和革兰阴性菌的抗生素如红霉素或阿奇霉素与第三代头孢菌素联用。对于病情重者，要结合细菌培养和药敏结果选择抗菌药物，以及时、有效地控制感染，防止炎症进一步发展和脓肿形成，防止病情恶化。

**（二）局部处理**

早期宜用冷敷，晚期宜用热敷。有脓肿形成时应早期行切开引流；或行 B 型超声或 CT 检查，可发现局部脓肿，或发现游离气体时，需切开引流，以免脓肿破入气管、食管、纵隔内。如有广泛组织坏死、或持续不愈的感染时，应行甲状腺切除手术，清除坏死组织，敞开伤口。

**（三）营养支持疗法**

对于感染性疾病有高热者，应补足液体量，输入葡萄糖盐水等液体。由于甲状腺部位的疼痛，可能影响患者的进食。根据患者每天的所需热量，如果通过进食不能达到的，可以经静脉补充能量。

**（四）甲状腺激素替代治疗**

在严重、广泛的急性甲状腺炎，或组织坏死导致暂时性或长期性甲减时，应行甲状腺激素替代治疗。如 $L$-$T_4$ 每天 25～50 μg 口服，根据甲状腺功能调整用量。

## 六、预后

本病的预后良好，可以自然缓解。一些患者在病情缓解后，数月内还可能再次或多次复发，反复发作虽不常见，而在临床上可能遇到，但最终甲状腺功能会正常。然而，甲状腺局部不适可持续存在几个月。通常，在病后数周或数月以后，大多数患者的甲状腺功能指标均恢复正常，而滤泡贮碘功能的恢复却很慢，可以长至临床完全缓解以后的 1 年以上。永久性甲减的发生率不到 10%，极少数病例可发展为慢性淋巴细胞性甲状腺炎或毒性弥漫性甲状腺肿。

# 第四节　亚急性甲状腺炎

亚急性甲状腺炎又称为亚急性肉芽肿性甲状腺炎、非感染性甲状腺炎、巨细胞甲状腺炎、移行性甲状腺炎等。本病 1904 年由de Quervain首先报告。可因季节或病毒流行而有人群发病的特点。本病呈自限性，是最常见的甲状腺疼痛疾病。

## 一、病因与发病机制

其病因尚未完全阐明，一般认为和病毒感染有关。本病多见于 HLA-BW35 的妇女。发病前 1～3 周患者常有上呼吸道感染史，发病常随季节变动、且具有一定的流行性。患者血中有病毒抗体存在(抗体的效价高度和病期相一致)，最常见的是柯萨奇病毒抗体，其次是腺病毒抗体、流感病毒抗体、腮腺病毒抗体等。虽然已有报告，从亚急性甲状腺炎患者的甲状腺组织中分离出腮腺炎病毒，但亚急性甲状腺炎的原因是病毒的确实证据尚未找到。另外，中国人、日本人的亚急性甲状腺炎与 HLA-BW35 有关联，提示对病毒的易感性具有遗传因素，但也有患者与上述 HLA-BW35 无关。

有人认为本病属于自身免疫性疾病，因为有报道发现在 35.1%～42.0%的亚急性甲状腺炎患者血循环中存在直接针对 TSH 受体抗体及甲状腺过氧化物酶抗体(TPOAb)和甲状腺球蛋白抗体(TgAb)，这些为多克隆抗体，很可能继发于病毒感染致甲状腺滤泡破坏后的抗原释放。

## 二、病理改变

甲状腺通常为双侧肿大，但是不对称，质地较实。切面仍可见到透明的胶质，其中有散在的灰色病灶。显微镜下见病变甲状腺腺泡为肉芽肿组织替代，其中有大量慢性炎症细胞、组织细胞和吞噬胶性颗粒的巨细胞形成，病变与结核结节相似，故有肉芽肿性或巨细胞性甲状腺炎之称。

### (一)肉眼观

甲状腺呈不均匀结节状轻-中度增大，质实，橡皮样。切面病变呈灰白或淡黄色，可见坏死或瘢痕，常与周围组织有粘连。

### (二)光镜下

病变呈灶性分布，范围大小不一，发展不一致，部分滤泡被破坏，胶质外溢，引起类似结核结节的肉芽肿形成，并有多量的中性粒细胞及不等量的嗜酸性粒细胞、淋巴细胞和浆细胞浸润，可形成微小脓肿，伴异物巨细胞反应，但无干酪样坏死。愈复期巨噬细胞消失，滤泡上皮细胞再生、间质纤维化、瘢痕形成。

## 三、临床表现

多见于中年妇女，发病有季节性，如夏季是其发病的高峰期。起病时患者常有上呼吸道感染的症状。典型者整个病期可分为早期伴甲亢，中期伴甲减及恢复期3期。

**(一)早期**

起病多急骤,有上呼吸道感染的前驱症状,呈发热,伴以怕冷、寒战、疲乏无力和食欲缺乏等。随之出现最为特征性的表现:甲状腺部位的疼痛和压痛。疼痛常向颌下、耳后或颈部等处放射,咀嚼和吞咽时疼痛加重。甲状腺病变范围不一,可先从一叶开始,以后扩大或转移到另一叶,或始终限于一叶。病变腺体肿大,坚硬,压痛显著。病变广泛时,泡内甲状腺激素及碘化蛋白质一时性大量释放入血,因而除感染的一般表现外,尚可伴有甲亢的常见表现,如心慌、多汗等,但通常不超过2周。

**(二)中期**

当甲状腺腺泡的储备功能由于感染破坏而发生耗竭,甲状腺实质细胞尚未修复前,血清甲状腺激素浓度可降至甲减水平,临床上也可转变为甲减表现。本病临床上大部分患者不出现甲减期,经历甲亢期后,由过渡期直接进入恢复期。

**(三)恢复期**

症状渐好转,甲状腺肿及结节渐消失,也有不少病例遗留小结节,以后缓慢吸收。如果治疗及时,患者大多可得到完全恢复,只有极少数变成永久性甲减。

在轻症或不典型病例中,患者无明显发热或有低热,甲状腺略增大,有轻微疼痛和压痛,全身症状轻微,临床上也未必有甲亢或甲减的表现。本病病程长短不一,可自数星期至半年以上,一般为2～3个月,故称亚急性甲状腺炎。病情缓解后,尚可能复发。

## 四、实验室及相关辅助检查

(1)血沉明显增快,血白细胞计数一般正常或轻中度增高。

(2)甲状腺功能:在亚急性甲状腺炎早期,血清 $TT_3$、$TT_4$、$FT_3$、$FT_4$ 可升高,TSH 降低;TgAb、TPOAb 部分患者可呈阳性。后期少数患者因甲状腺组织破坏,血清甲状腺激素水平可降低,TSH 升高。

(3)甲状腺摄 $^{131}I$ 率明显降低,与早期血清甲状腺激素水平 增高呈现“分离”现象。甲状腺核素扫描示甲状腺显影不均匀或呈放射稀疏区,也可甲状腺不显影。

(4)彩色多普勒超声检查:在急性阶段,受累增大的甲状腺组织没有血运增加,超声示低回声区;而在恢复阶段,超声显示为伴轻微血运增加的等回声区。

(5)甲状腺细针穿刺和细胞学(FNAC)检查:可见特征性多核巨细胞或肉芽肿样改变。FNAC 检查不作为诊断本病的常规检查。

## 五、诊断与鉴别诊断

### (一)诊断

患者如有发热并伴有上呼吸道感染史,短期内出现甲状腺部位的疼痛,查体示甲状腺肿大,或伴单个或多个结节,触之坚硬而有显著压痛,临床上可初步拟诊为本病。实验室检查早期血沉增快,血白细胞计数正常或增高。血 $T_3$、$T_4$、$FT_3$、$FT_4$ 可增高,TSH 降低,而甲状腺摄 $^{131}I$ 率可降至 10%以下,甲状腺扫描甲状腺部位呈放射稀疏区或不显影,这一特征对诊断本病有重要意义。血甲状腺免疫球蛋白初期也可升高,其恢复正常也比甲状腺激素为晚。超声波检查在诊断和判断其活动期时是一个较好的检查方法。超声波显像压痛部位常呈低密度病灶。细胞穿刺或组织活检可证明巨核细胞的存在。

### (二)鉴别诊断

诊断亚急性甲状腺炎时需要与下列疾病相鉴别。

(1)甲状腺囊肿或腺瘤样结节急性出血:常见于用力活动后骤然出现甲状腺部位的疼痛,甲状腺在短时间内肿大,查体示甲状腺不均匀性肿大,局部有包块且有波动感,有的伴有压痛。查血沉正常,血象正常,甲状腺功能正常,甲状腺超声检查示包块内有液性暗区。

(2)慢性淋巴细胞性甲状腺炎:多数有多年甲状腺肿大的病史,甲状腺肿大,质地韧或偏硬,有橡皮样感,无压痛;病程长者呈结节样肿大。急性发病可伴有甲状腺疼痛及触痛。但腺体多是广泛受累,甲状腺功能正常或降低,血中 TgA、TMA 及 TPOAb 大多升高。病程长者可逐渐出现甲减。

(3)Graves 病:亚急性甲状腺炎伴有甲亢表现时,需要与 Graves 病相鉴别。Graves 病时甲状腺多呈弥漫性肿大,无压痛。甲状腺激素水平升高,甲状腺摄 $^{131}I$ 率也升高。

(4)急性化脓性甲状腺炎可见到身体其他部位有脓毒病灶,甲状腺的邻近组织存在明显的感染反应,白细胞计数明显升高,并有发热反应。急性化脓性甲状腺炎的放射性碘摄取功能仍然存在。

## 六、治疗

亚急性甲状腺炎属于自限性疾病,预后良好。对本病无特殊治疗,主要治疗包括两方面:减轻局部症状和针对甲状腺功能异常。一般来说,大多数患者仅行对症处理即可。

(1)轻症病例不需特殊处理,可适当休息,应用非甾体抗炎药,如阿司匹林、吲哚美辛、布洛芬等，疗程一般不超过 2 周。

(2)全身症状重，甲状腺肿大、压痛明显者及非甾体抗炎药治疗无效者可应用糖皮质激素治疗，可迅速缓解疼痛，减轻甲状腺毒症症状。一般初始给予泼尼松每天 20～40 mg，分 2～3 次服用，1～2 周后根据病情改善逐渐减量至停用，总疗程 6～8 周。停药后部分患者可能反复，再次用药仍然有效；过快减量、过早停药可使病情反复。也可以合用非甾体抗炎药，不但可以消除疼痛，还可以减少病情反复。在治疗中监测血沉改变，可指导用药。糖皮质激素并不会影响本病的自然过程，如果糖皮质激素用后撤减药量过多、过快，反而会使病情加重。也有人提出，如果糖皮质激素连续使用，所用剂量可使患者不出现症状直至其放射性碘摄取率恢复正常，可能避免病情复发。

(3)因本病伴甲亢是暂时的且甲状腺摄碘率低，不是放射性碘治疗的指征。硫脲类药物可破坏甲状腺激素的合成，但亚急性甲状腺炎血中过多的甲状腺激素是来源于被破坏了的滤泡释出的 $T_4$ 和 $T_3$，而不是由于合成和分泌增多所致，大多数的病例无须使用抗甲状腺药物。如患者的心率快可给予小剂量普萘洛尔缓解症状，少数患者的甲亢症状明显，且有明显的高代谢综合征，也可以给予小剂量的抗甲状腺药物如丙硫氧嘧啶(100～150 mg/d)或甲巯咪唑(10～15 mg/d)治疗，但是疗程要短，以及时监测甲状腺功能，防止出现甲减。

本病如出现甲减期也是暂时的，通常甲减症状较轻，所以不需应用甲状腺激素替代治疗；除非患者的甲减症状明显，TSH 升高，可用甲状腺制剂如 $L$-$T_4$ 50～100 μg/d，可防止由 TSH 升高引起的病情再度加重。病情较重者，可用甲状腺激素替代一段时间。约有 10%的患者可发生永久性甲减，需要长期应用甲状腺素替代治疗。有报道称中药对本病的急性期有较好的治疗效果。

## 七、预后及预防

本病的预后良好，可以自然缓解。一些患者在病情缓解后，数月内还可能再次或多次复发，反复发作虽不常见，而在临床上可能遇到，但最终甲状腺功能恢复至正常。然而，甲状腺局部不适可持续存在几个月。通常，在病后数周或数月以后，大多数患者甲状腺功能指标均恢复正常，而滤泡贮碘功能的恢复却很慢，可以长至临床完全缓解以后的 1 年以上。永久性甲状腺功能低减的发生率不到 10%。

防止亚急性甲状腺炎的发生，主要在于增强机体抵抗力，避免感冒、上呼吸道感染、咽炎等细菌或病毒感染，对预防本病的发生有重要意义。

# 第五节　甲状腺腺瘤

甲状腺腺瘤是起源于甲状腺滤泡细胞的良性肿瘤，目前认为本病多为单克隆性，是由与甲状腺癌相似的刺激所致。临床分滤泡状和乳头状实性腺瘤两种，前者多见。常为甲状腺囊内单个边界清楚的结节，有完整的包膜。

## 一、病因及发病机制

甲状腺腺瘤的病因未明，可能与性别、遗传因素、射线照射、TSH 过度刺激有关，也可能与地方性甲状腺肿疾病有关。

### （一）性别

甲状腺腺瘤在女性的发病率为男性的 5～6 倍，提示可能发病与性别因素有关，但目前没有发现雌激素刺激肿瘤细胞生长的证据。

### （二）癌基因

甲状腺腺瘤中可发现癌基因 *c-myc* 的表达。腺瘤中还可发现癌基因 *H-ras* 第 12、13、61 密码子的活化突变和过度表达。高功能腺瘤中还可发现 TSH-G 蛋白腺嘌呤环化酶信号传导通路所涉及蛋白的突变，包括 TSH 受体跨膜功能区的胞外和跨膜段的突变和刺激型 GTP 结合蛋白的突变。上述发现均表明腺瘤的发病可能与癌基因有关，但上述基因突变仅见于少部分腺瘤中。

### （三）家族性肿瘤

甲状腺腺瘤可见于一些家族性肿瘤综合征中，包括 Cowden 病和 Catney 联合体病等。

### （四）外部射线照射

幼年时期头、颈、胸部曾经进行过 X 线照射治疗的人群，其甲状腺癌发病率约增高 100 倍，而甲状腺腺瘤的发病率也明显增高。

### （五）TSH 过度刺激

在部分甲状腺腺瘤患者可发现其血 TSH 水平增高，可能与其发病有关。试验发现，TSH 可刺激正常甲状腺细胞表达前癌基因 *c-myc*，从而促使细胞增生。

## 二、病理类型

### （一）滤泡状腺瘤

滤泡状腺瘤是最常见的一种甲状腺良性肿瘤，根据其腺瘤实质组织的构成分为以下几种。

1.胚胎型腺瘤

胚胎型腺瘤由实体性细胞巢和细胞条索构成，无明显的滤泡和胶体形成。瘤细胞多为立方形，体积不大，细胞大小一致。胞浆少，嗜碱性，边界不甚清；胞核大，染色质多，位于细胞中央。间质很少，多有水肿。包膜和血管不受侵犯。

2.胎儿型腺瘤

胎儿型腺瘤主要由体积较小而均匀一致的小滤泡构成。滤泡可含或不含胶质。滤泡细胞较小，呈立方形，胞核染色深，其形态、大小和染色可有变异。滤泡分散于疏松水肿的结缔组织中，间质内有丰富的薄壁血管，常见出血和囊性变。

3.胶性腺瘤

胶性腺瘤又称巨滤泡性腺瘤，最多见，瘤组织由成熟滤泡构成，其细胞形态和胶质含量皆和正常甲状腺相似。但滤泡大小悬殊，排列紧密，亦可融合成囊。

4.单纯性腺瘤

滤泡形态和胶质含量与正常甲状腺相似。但滤泡排列较紧密，呈多角形，间质很少。

5.嗜酸性腺瘤

嗜酸性腺瘤又称 Hurthle 细胞瘤。瘤细胞大，呈多角形，胞浆内含嗜酸颗粒，排列成条或成簇，偶成滤泡或乳头状。

**(二)乳头状腺瘤**

良性乳头状腺瘤少见，多呈囊性，故又称乳头状囊腺病。甲状腺腺瘤中，具有乳头状结构者有较大的恶性倾向，良性乳头状腺瘤少见，多呈囊性，故又称乳头状囊腺瘤。乳头由单层立方或低柱状细胞覆于血管及结缔组织来构成，细胞形态和正常静止期的甲状腺上皮相似，乳头较短，分支较少，有时见乳头中含有胶质细胞。乳头突入大小不等的囊腔内，腔内有丰富的胶质。瘤细胞较小，形态一致，无明显多形性和核分裂象。甲状腺腺瘤中，具有乳头状结构者有较大的恶性倾向。

**(三)不典型腺瘤**

不典型腺瘤比较少见，腺瘤包膜完整，质地坚韧，切面细腻而无胶质光泽。镜下细胞丰富，密集，常呈片块状、巢状排列，结构不规则，多不形成滤泡。间质甚少。细胞具有明显的异形性,形状、大小不一致,可呈长方形、梭形;胞核也不规则,染色较深,亦可见有丝分裂象,故常疑为癌变,但无包膜、血管及淋巴管浸润。

### (四)甲状腺囊肿

甲状腺囊肿根据内容物不同可分为胶性囊肿、浆液性囊肿、坏死性囊肿、出血性囊肿。

### (五)功能自主性甲状腺腺瘤

功能自主性甲状腺腺瘤的瘤实质区可见陈旧性出血、坏死、囊性变、玻璃样变、纤维化、钙化。瘤组织边界清楚,周围甲状腺组织常萎缩。

## 三、临床表现

甲状腺腺瘤可发生于任何年龄,但以青年女性多见;多数无自觉症状,往往在无意中发现颈前区肿块;大多为单个,无痛;包膜感明显,可随吞咽移动。肿瘤增长缓慢,一旦肿瘤内出血或囊变,体积可突然增大,且伴有疼痛和压痛,但过一时期又会缩小,甚至消失。少数增大的肿瘤逐渐压迫周围组织,引起气管移位,但气管狭窄罕见;患者会感到呼吸不畅,特别是平卧时为甚。胸骨后的甲状腺腺瘤压迫气管和大血管后可引起呼吸困难和上腔静脉压迫症。少数腺瘤可因钙化斑块使瘤体变得坚硬。典型的甲状腺腺瘤很容易作出临床诊断,甲状腺功能检查一般正常;核素扫描常显示温结节,但如有囊变或出血就显示冷结节。自主性高功能甲状腺腺瘤可表现不同程度的甲亢症状。

## 四、实验室及相关辅助检查

### (一)甲状腺功能检查

血清 $TT_3$、$FT_3$、$TT_4$、$FT_4$、TSH 均正常。自主性高功能甲状腺腺瘤患者血清 $TT_3$、$FT_3$、$TT_4$、$FT_4$增高,TSH 降低。

### (二)X 线检查

如腺瘤较大,颈胸部 X 线检查可见气管受压移位,部分患者可见瘤体内钙化等。

### (三)核素扫描检查

90%的腺瘤不能聚集放射性锝或碘,核素扫描多显示为“冷结节”,少数腺瘤有聚集放射性碘的能力,核素扫描示“温结节”;自主性高功能腺瘤表现为放射性浓聚的“热结节”;腺瘤发生出血、坏死等囊性变时则均呈“冷结节”。

### (四)B 超检查

B 超对诊断甲状腺腺瘤有较大价值,超声波下腺瘤和周围组织有明显界限,有助于辨别单发或多发，囊性或实性。

**（五）甲状腺穿刺活检**

甲状腺穿刺活检有助于诊断，特别在区分良恶性病变时有较大价值，但属创伤性检查，不易常规进行。

## 五、诊断与鉴别诊断

甲状腺腺瘤的诊断可参考以下要点：①颈前单发结节，少数亦可为多发的圆形或椭圆形结节，表面光滑、质韧，随吞咽活动，多无自觉症状；②甲状腺功能检查正常；③颈部淋巴结无肿大；④服用甲状腺激素 6 个月后，肿块不缩小或更明显突出。

甲状腺腺瘤需要与以下疾病相鉴别。

**（一）结节性甲状腺肿**

甲状腺腺瘤主要与结节性甲状腺肿相鉴别。后者虽有单发结节，但甲状腺多呈普遍肿大，在此情况下易于鉴别。一般来说，腺瘤的单发结节经长期病程之后仍属单发，而结节性甲状腺肿经长期病程之后多成为多发结节。另外，甲状腺肿流行地区多诊断为结节性甲状腺肿，非流行地区多诊断为甲状腺腺瘤。在病理上，甲状腺腺瘤的单发结节有完整包膜，界限清楚。而结节性甲状腺肿的单发结节无完整包膜，界限也不清楚。

**（二）甲状腺癌**

甲状腺腺瘤还应与甲状腺癌相鉴别，后者可表现为甲状腺质硬，结节表面凹凸不平，边界不清，颈淋巴结肿大，并可伴有声嘶、霍纳综合征等。

## 六、治疗

**（一）甲状腺激素治疗**

甲状腺激素能抑制垂体 TSH 的分泌，减少 TSH 对甲状腺腺瘤的刺激，从而使腺瘤逐渐缩小，甚至消失。从小剂量开始，逐渐加量。可用左甲状腺素 50～150 μg/d 或干甲状腺片 40～120 mg/d，治疗 3～4 个月。适于多发性结节或温结节、热结节等单结节患者。如效果不佳，应考虑手术治疗。

**（二）手术治疗**

甲状腺腺瘤有癌变可能的患者或引起甲亢者，应行手术切除腺瘤。伴有甲亢的高功能腺瘤，需要先用抗甲状腺药物控制甲亢，待甲状腺功能正常后，行腺瘤切除术，可使甲亢得到治愈。

对于甲状腺腺瘤，手术切除是最有效的治疗方法，无论肿瘤大小，目前多主张做患侧腺叶切除或腺叶次全切除而不宜行腺瘤摘除术。其原因是临床上甲状腺腺瘤和某些甲状腺癌特别是早期甲状腺癌难以区别。另外约 25%的甲状腺腺瘤为多发，临床上往往仅能查到较大的腺瘤，单纯腺瘤摘除会遗留小的腺瘤，造成日后复发。因甲状腺腺瘤有引起甲亢(发生率约为 20%)和恶变(发生率约为 10%)的可能，故应早期行包括腺瘤的患侧，甲状腺大部或部分(腺瘤小)切除。切除标本必须立即行冷冻切片检查，以判定有无恶变。

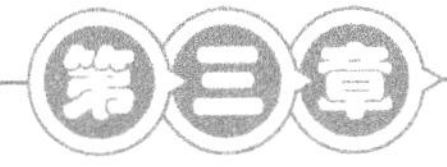

# 乳腺疾病

## 第一节　急性乳腺炎

急性乳腺炎是由细菌感染所致的乳腺的急性炎症，大多数发生在产后哺乳期的3～4周内，尤以初产妇多见。病原菌大多为金黄色葡萄球菌，少数是由链球菌引起。病菌一般从乳头破口或皲裂处侵入，也可直接侵入乳管，进而扩散至乳腺实质。一般来讲，急性乳腺炎病程较短，预后良好，但若治疗不当，也会使病程迁延，甚至可并发全身性化脓性感染。

### 一、病因和病理

#### (一)乳汁淤积

乳汁的淤积有利于入侵的细菌的繁殖。原因如下：乳头过小或内陷，妨碍哺乳，孕妇产前未能及时纠正乳头内陷；婴儿吸乳困难；乳汁过多，排空不完全，产妇未能将乳房内的乳汁及时排空；乳管不通或乳管本身炎症或肿瘤及外在的压迫；胸罩脱落的纤维也可以堵塞乳管引起乳腺炎。

#### (二)细菌入侵

急性乳腺炎的感染途径：致病菌直接侵入乳管，上行到腺小叶，腺小叶中央有乳汁潴留，使细菌容易在局部繁殖，继而扩散到乳腺的实质引起炎症反应；金黄色葡萄球菌感染常常引起乳腺的脓肿，感染可沿乳腺纤维间隔蔓延，形成多房性的脓肿；致病菌直接由乳头表面的破损、皲裂侵入，沿着淋巴管迅速蔓延到腺叶或小叶间的脂肪、纤维组织，引起蜂窝织炎。金黄色葡萄球菌常常引起深部的脓肿，链球菌感染往往引起弥漫性的蜂窝织炎。

## 二、临床表现

### (一)急性单纯性乳腺炎

发病初期阶段,常有乳头皲裂现象,哺乳时感觉乳头有刺痛,伴有乳汁淤积不畅或乳腺扪及有包块,继而乳房出现局部肿胀、触痛,患乳触及痛性肿块,界限不清,质地略硬,进一步发展则出现畏寒、发热、体温骤升、食欲缺乏、疲乏无力、感觉不适等全身症状。

### (二)急性化脓性乳腺炎

患乳的局部皮肤红、肿、热、痛,出现较明显的结节,触痛明显,同时患者可出现寒战、高热、头痛、无力、脉快等全身症状。此时在患侧腋窝下可出现肿大的淋巴结,有触痛,严重时可合并败血症。

### (三)脓肿形成

由于治疗措施不得力或病情进一步加重,局部组织发生坏死、液化,大小不等的感染灶相互融合形成脓肿。浅表的脓肿极易发现,而较深的脓肿波动感不明显,不易发现。脓肿的临床表现与脓肿位置的深浅有关。位置浅时,早期可有局部红肿、隆起,皮温高;深部脓肿早期局部表现常不明显,以局部疼痛和全身症状为主。脓肿形成后,浅部可扪及有波动感。脓肿可以是单房性或多房性,可以先后或同时形成;浅部脓肿破溃后自皮肤破溃口排出脓液,深部脓肿则可通过乳头排出,也可侵入乳腺后间隙中的疏松组织,形成乳腺后脓肿。如果乳腺炎患者的全身症状不明显、局部和全身性的治疗效果不明显时,可行疼痛部位穿刺,抽出脓液即可确诊。

## 三、辅助检查

血常规检查白细胞计数升高,中性粒细胞计数升高。影像学超声检查可探及乳腺包块,形成脓肿患者可探及有液性暗区。

## 四、诊断

急性乳腺炎多发生于初产妇的哺乳期,起病急,早期乳腺内出现一包块,有红、肿、热、痛,严重者可有畏寒、发热等全身中毒症状。病情如未得到及时的控制,数天后可在局部形成脓肿,有波动感,穿刺抽出脓液。

急性乳腺炎的包块注意与乳腺癌的肿块相鉴别。炎性乳腺癌患者乳房内可扪及肿块,皮肤红肿范围广,局部压痛及全身炎症反应轻,细胞学检查可鉴别。

## 五、治疗

### (一)早期

注意休息，暂停患侧乳房哺乳，清洁乳头、乳晕，促进乳汁排泄(用吸乳器或吸吮)，凡需切开引流者应终止哺乳。局部热敷或用鱼石脂软膏外敷，应用头孢或青霉素类广谱抗生素预防感染。

### (二)手术治疗

对已有脓肿形成者，应及时切开引流。对深部脓肿波动感不明显者，可先B超探查，针头穿刺定位后再行切开引流，手术切口可沿乳管方向做放射状切口，避免乳管损伤引起乳瘘，乳晕周围的脓肿可沿乳晕做弧形切开引流。如果有数个脓腔，则应分开脓腔的间隔，充分引流，必要时可做对口或几个切口引流。深部脓肿或乳腺后脓肿，可以在乳腺下皱褶处做弧形切开，在乳腺后隙与胸肌筋膜间分离，直达脓腔，可避免损伤乳管。

1.手术适应证

乳头周围或乳腺周围的炎性肿块开始软化并出现波动感，且B超检查有深部脓肿或脓液穿破乳腺纤维囊进入乳房后蜂窝组织内者，须及时切开引流。

2.术前准备

应用广谱抗生素治疗感染，局部热敷促进脓肿局限化。

3.麻醉与体位

多采用局麻或硬膜外麻醉，患者取仰卧位或侧卧位，有利于彻底引流。局部麻醉镇痛效果差，适于浅表的脓肿引流。

4.手术步骤

(1)乳头平面以上部位的脓肿多做弧形切口，也可做放射状切口。乳头平面以下的脓肿多做放射状切口，切口两端不超过脓肿的边界，否则可引起乳瘘。乳头或乳晕周围的脓肿多做沿乳晕的弧形切口。深部的脓肿可做乳房皱襞下的胸部切口，引流畅通，瘢痕少。

(2)针头穿刺，抽出脓液后在脓腔顶部切开，适当分离皮下组织，插入血管钳直达脓腔，放出脓液。

(3)从切口伸入手指分离脓腔间隔，使小间隔完全贯通，排出分离的坏死组织。

(4)等渗盐水或过氧化氢冲洗脓腔，凡士林纱布或橡皮片引流。若脓肿较大，切口较高，则应在重力最佳位置再做切口，便于对口引流或放置引流管引流。

(5)脓液做细菌培养,对慢性乳房脓肿反复发作者应切取脓腔壁做病理检查,排除其他病变。

5.术后处理

伤口覆盖消毒敷料后,应用宽胸带或乳罩将乳腺托起以减轻坠痛感,继续给予抗生素等抗感染治疗,控制感染至患者体温正常。术后第 2 天更换纱布敷料和引流物。若放置引流管可每天换药时用等渗温盐水冲洗脓腔。引流量逐渐减少,直到仅有少量分泌物时拔出引流物。术后可热敷或理疗促进炎症浸润块吸收。

6.注意

手术后伤口要及时换药,每 1～2 天更换 1 次敷料,保证有效引流,防止残留脓腔、经久不愈或切口闭合过早。创腔可用过氧化氢、生理盐水等冲洗,排出的脓液要送细菌培养,确定是何种细菌感染,指导临床用药。哺乳期应暂停吮吸哺乳,改用吸乳器吸尽乳汁。如有漏乳或自愿断乳者,可口服乙蔗酚 5 mg 每天 3 次,3～5 天即可。对感染严重伴全身中毒症状者,应积极控制感染,给予全身支持疗法。

## 六、乳腺炎的预防

要防止乳头破裂,乳头破裂既容易导致乳汁淤积,又有可能因伤口而发生细菌感染。怀孕 6 个月以后,每天用毛巾蘸水擦洗乳头。不要让小儿养成含乳头睡眠的习惯。哺乳后,用水洗净乳头,用细软的布衬在乳头衣服之间,避免擦伤。要积极治疗乳头破裂,防止出现并发症。轻度乳头破裂仍可哺乳,但在哺乳后局部涂敷 10%复方苯甲酸酊或 10%鱼肝油铋剂,下次哺乳前清洗。重度乳头破裂,哺乳时疼痛剧烈,可用乳头罩间接哺乳或用吸奶器吸出后,用奶瓶哺食小儿。对乳头上的痂皮,不要强行撕去,可用植物油涂抹,待其变软,慢慢撕掉。防止乳汁淤积,产后应尽早哺乳。哺乳前热敷乳房以促进乳汁通畅。如果产妇感到乳房胀痛更要及时热敷,热敷后用手按捏乳房,提拔乳头。婴儿吸吮能力不足或婴儿食量小而乳汁分泌多者,要用吸奶器吸尽乳汁。宜常做自我按摩。产妇要养成自我按摩乳房的习惯。方法:一手用热毛巾托住乳房,另一手放在乳房的上侧,以顺时针方向转向按摩。如果乳房感到胀痛,或者乳房上有肿块时,手法可以重一些。

## 第二节　浆细胞性乳腺炎

浆细胞性乳腺炎又叫导管扩张症，中医叫粉刺性乳痈，俗称导管炎，简称浆乳。浆乳不是细菌感染所致，而是导管内的脂肪性物质堆积、外溢，引起导管周围的化学性刺激和免疫性反应，导致大量浆细胞浸润，故本病称浆细胞性乳腺炎。本病反复发作，破溃后形成瘘管，可以继发细菌感染，长久不愈，所以说是一种特殊的乳腺炎症。

### 一、病因及病理

浆细胞性乳腺炎其发生与乳头发育不良有关，像乳头内翻、乳头分裂等。内翻的乳头成为藏污纳垢的地方，常有粉刺样东西，有时还会有异味。乳头畸形也必然造成乳腺导管的扭曲、变形，导管容易堵塞。导管内容物为脂性物质，侵蚀管壁造成外溢，引起化学性炎症，大量淋巴细胞、浆细胞反应，形成小的炎性包块。

病灶多在乳晕附近，局部红肿、疼痛，一般不发热。过几天可以自行消退，当劳累、感冒等造成抵抗力低下时再次发作，但一次比一次重，肿块逐渐变大、红肿，容易误认为是小脓肿，或用抗生素治疗，导致最后切开引流形成瘘管，难以愈合。有时红肿也可自行破溃，长久不愈。发生于中老年妇女的浆细胞性乳腺炎，多是导管扩张、导管壁退行性改变所致。病灶还可多处发生，形成多个瘘管，甚至彼此相通，乳房千疮百孔，很像乳腺结核。肿块如果离乳头较远，与皮肤发生粘连，很容易误诊为乳腺癌。

### 二、临床表现

浆细胞性乳腺炎发病突然，发展快。患者感乳房局部疼痛不适，并可触及肿块。肿块位于乳晕下或向某一象限伸展。肿块质硬、韧，表面呈结节样，边界欠清，与胸壁无粘连。有的乳房皮肤有水肿，可呈橘皮样改变，一般无发热等全身症状。乳头常有粉渣样物泌出，有臭味。少数患者伴乳头溢液，为血性或水样液体，还可伴患侧腋下淋巴结肿大。晚期肿块发生软化，形成脓肿。脓肿破溃后流出混有粉渣样的脓汁，并形成瘘管，创口反复发作形成瘢痕，使乳头内陷。浆细胞性乳腺炎的临床表现多种多样，有的患者仅仅表现为长期乳头溢液，或仅仅表现为乳头内陷，少数患者表现为局部肿块，持续达数年之久。

## 三、诊断

本病多发生于30～40岁的非哺乳期妇女，早期可有一侧或两侧乳头浆液性排液，患者感乳房局部疼痛不适，在乳头或乳晕下扪及边界不清的小结节，肿块质硬、韧，表面呈结节样，与胸壁无粘连，病变局部可有红、肿、痛等症状，一般无发热等全身症状。也有的患者乳头常有粉渣样物泌出，有臭味。少数患者伴有血性溢液。乳晕周围或乳腺实质内的包块可与皮肤粘连，致乳头回缩、局部水肿及腋淋巴结肿大等征象，易误诊为乳腺癌。本病逐渐发展，肿块破溃，形成瘘管，经久不愈。

## 四、辅助检查

### （一）彩色B超检查

可探及乳晕区低回声肿块影，内部不均匀，无包膜，无恶性特征，导管呈囊状或串珠样扩张。

### （二）X线钼靶检查

显示乳晕区密度不均匀团块，其间夹杂有条状或蜂窝状、囊状透亮影，可出现粗颗粒圆形钙化，但有别于乳癌集束沙粒样钙化。

### （三）CT检查

炎症早期显示乳晕区皮肤增厚，主乳管区软组织阴影；后期病变周围有类圆形小结节且结节间有桥样连接，为浆细胞性乳腺炎的特有征象。

### （四）纤维乳管内视镜检查

可见各级乳管扩张，管腔内充满棉絮样、网织状沉积物或黄金样炎性结晶体，部分病例可见合并有乳管内乳头状瘤。该检查可用于发现早期乳癌。

### （五）细针穿刺细胞学、乳头溢液细胞学检查

可见坏死组织、炎性细胞、浆细胞、淋巴细胞、脓细胞等，但阳性率不高，缺乏特异性。

### （六）术中快速冰冻切片和术后石蜡切片病理学检查

术中快速冰冻切片和术后石蜡切片病理学检查是诊断该病的可靠依据。

## 五、鉴别诊断

本病需要与以下疾病鉴别。

### （一）乳腺增生症

乳腺增生是女性最常见的乳房疾病，其发病率占乳腺疾病的首位，其临床表现如下。

1.乳房疼痛

乳房疼痛常为胀痛或刺痛，可累及一侧或两侧乳房，以一侧偏重多见。疼痛严重者不可触碰，甚至影响日常生活及工作。疼痛可向同侧腋窝或肩背部放射，常于月经前数天出现或加重，行经后疼痛明显减轻或消失；疼痛亦可随情绪变化、劳累、天气变化而波动。这种与月经周期及情绪变化有关的疼痛是乳腺增生病临床表现的主要特点。

2.乳房肿块

肿块可发于单侧或双侧乳房内，单个或多个，一般好发于乳房外上象限。表现为大小不一的片状、结节状、条索状等，其中以片状为多见。边界不明显，质地中等或稍硬，与周围组织无粘连，常有触痛。大部分乳房肿块也有随月经周期而变化的特点，月经前肿块增大变硬，月经来潮后肿块缩小变软。

3.乳头溢液

少数患者可出现乳头溢液，为自发溢液，多为淡黄色或淡乳白色，也有少数患者经挤压乳头可见溢出溢液。如果出现血性或咖啡色溢液需要谨慎。

乳腺 B 超及 X 线钼靶检查对鉴别诊断有一定的帮助。穿刺活检或局部切取活检可确诊。

**(二)乳腺纤维腺瘤**

乳腺纤维腺瘤是乳腺疾病中最常见的良性肿瘤，可发生于青春期后的任何年龄，多在 20～30 岁。乳房肿块是本病的唯一症状，多为患者无意间摸到或体检才检查出来，一般不伴有疼痛感，亦不随月经周期而发生变化。好发于乳房的外上象限，腺瘤常为单发，亦有多发者，呈圆形或卵圆形，直径以 1～3 cm 者较为多见，偶可见巨大者。表面光滑，质地坚韧，边界清楚，与皮肤和周围组织无粘连，活动度大。腋下淋巴结无肿大。B 超及钼靶检查可发现边界清楚的包块，不伴有浸润现象，切除活检可确诊。

**(三)乳腺癌**

乳腺癌是女性排名第一的常见恶性肿瘤。乳房肿块是乳腺癌最常见的表现，其次是乳头溢液。乳头溢液多为良性改变，但对50 岁以上有单侧乳头溢液者应警惕发生乳腺癌的可能性。乳头凹陷、瘙痒、脱屑、糜烂、溃疡、结痂等湿疹样改变常为乳腺湿疹样癌(Paget 病)的临床表现。肿瘤侵犯皮肤的 Cooper 韧带，可形成“酒窝征”。肿瘤细胞堵塞皮下毛细淋巴管，造成皮肤水肿，而毛囊处凹陷形成“橘皮征”。当皮肤广泛受侵时，可在表皮形成多处坚硬小结节或小条索，甚至融合成片，如病变延伸至背部和对侧胸壁可限制呼吸，形成铠甲状癌。

炎性乳腺癌会出现乳房明显增大，皮肤充血红肿、局部皮温增高。另外，晚期乳腺癌会出现皮肤破溃，形成癌性溃疡。本病还可有腋窝淋巴结肿大：同侧腋窝淋巴结可肿大，晚期乳腺癌可向对侧腋窝淋巴结转移引起肿大；另外，有些情况下还可触到同侧和/或对侧锁骨上肿大淋巴结。X线钼靶检查：乳腺癌在X线片中病灶表现形式常见有较规则或类圆形肿块、不规则或模糊肿块、毛刺肿块、透亮环肿块四类。乳腺钼靶对于细小的钙化敏感度较高，能够早期发现一些特征性钙化(如簇状沙粒样钙化等)。乳腺B超检查：B超扫描能够鉴别乳腺的囊性与实性病变。乳腺癌B超扫描多表现为形态不规则、内部回声不均匀的低回声肿块，彩色超声检查可显示肿块内部及周边的血流信号。B超扫描可发现腋窝淋巴结肿大。动态增强核磁共振检查：核磁检查是软组织分辨率最高的影像检查手段，较X线和B超检查有很多优势，可以旋转或进行任意平面的切割，可以清晰显示微小肿瘤。肿瘤微血管分布数据可以提供更多肿瘤功能参数和治疗反应。

## 六、治疗

### (一)非手术治疗

1.适应证

(1)年龄30岁以下或55岁以上者。

(2)红肿、疼痛明显的急性阶段患者。

(3)肿块不明显、病程短于3周者。

(4)暂不愿意接受手术治疗者。

2.非手术治疗方法

(1)抗感染治疗：因为本病不是细菌引起的，所以不必用抗生素，但患者有红肿、疼痛等炎症反应时，可予以有效抗生素如头孢类广谱抗生素静脉滴注，每天2次。

(2)局部理疗：用红外线乳腺治疗仪局部治疗，每天2次，每次30分钟。

(3)乳管冲洗：对于能找到乳管开口者(有条件者可在纤维乳管内视镜引导下)，用地塞米松、α-糜蛋白酶、庆大霉素、甲硝唑等做乳管冲洗，2天1次。

(4)中药治疗：如用金黄散加生理盐水调至糊状敷在红肿部位上，每天更换2次。一般情况下，治疗2～3天即可见病情好转表现，炎症减轻，范围缩小，乳管疏通，肿块缩小，质地变软，可继续治疗直至痊愈。若治疗7～10天仍无明显好转，应采取手术治疗。对于肿块与肿瘤难于鉴别者，不宜采用局部理疗和按摩，以免发生肿瘤细胞扩散。

### (二)手术治疗

应根据具体情况选择相应的手术方式。

1.乳腺小叶切除术

乳腺小叶切除术是治疗本病的主要术式,适用于肿块较大或超出乳晕区以外及反复发作者,应切除病变所累及的整个乳腺小叶。手术开始前,可从病灶远端向乳头方向轻轻按压肿块,观察乳头有无溢液,循溢液的乳管口向管腔内缓慢、低压注入少量亚甲蓝,使病变乳腺小叶着色,便于完整切除又不伤及邻近正常腺叶组织。近端乳管应从乳头根部切断,以避免复发和未发现乳管内微小肿瘤残留。此外,切面如有小导管少量点状牙膏样脂性溢液不影响疾病的治愈,乳头内陷者可加行乳头成形术。

2.病灶局部楔形切除术

对于肿块较小、仅位于乳晕区深部的年轻患者,可行病变乳管、肿块、连同周围部分乳腺组织楔形切除。

3.乳房单纯切除术

肿块较大,累及多个乳腺小叶,或与皮肤广泛粘连,已有乳房形态改变,年龄较大者,在征得患者的同意后,可行乳房单纯切除术。

4.脓肿切开引流术

对于已经形成乳房脓肿者,可先行脓肿切开引流,待炎症完全消退后再行病变小叶切除术。

5.慢性窦道及瘘管切除术

对于久治不愈的慢性窦道及瘘管,应行窦道、瘘管及病变组织全部切除。应当注意的是,除急性乳房脓肿切开引流术外,施行其他任何手术,都必须常规进行术中快速冰冻切片和术后石蜡切片病理检查,以明确诊断,避免漏诊和误诊。

发作间期,即伤口愈合期是最佳手术时机,手术成功的关键是翻转乳晕,彻底清除病灶,清洁所有创面。手术的技术关键是保持外形的完美,必须做乳头内翻的整形术。

(1)手术步骤:①术前病灶定位;②麻醉后消毒、铺巾;③乳房下皱褶处做弧形切口或沿乳房外侧缘做纵向弧形切口;④切开皮肤和皮下组织,找到病灶部位;⑤从皮下脂肪组织开始,锐性游离病灶;⑥组织钳提起病灶,切除病变的乳腺组织,连同周围 0.5～1.0 cm 的正常组织一并切除;⑦创口仔细止血,残腔内无活动性出血,用 0 号丝线将乳腺残面对合,注意缝闭创腔底部,不留无效腔,尽可能避免局部出现凹陷,缝合皮下脂肪层和皮下组织,应使切口满意对合,覆盖敷料,绷带适当加压包扎伤口;⑧术后 8～10 天拆线。

(2)术后处理:①为防止伤口渗血,局部纱布加压包扎 24～48 小时;②病变组织切除后常规送病理检查,排除恶性病变;③创面较大、术后遗留残腔较大时可放置橡皮片引流,并注意缝闭创腔底部。

## 第三节 肉芽肿性乳腺炎

肉芽肿性小叶性乳腺炎也叫特发性肉芽肿性乳腺炎,简称“肉芽肿”,病理特征是以小叶为中心的肉芽肿性炎症,主要细胞成分是上皮样细胞、多核巨细胞、中性粒细胞等,微脓肿形成和非干酪样坏死,是多种肉芽肿性乳腺炎的一种。1972 年由 Kessler 首次提出,1986 年国内才有 8 例报告,至今历史不长,以往发病率不高,所以目前还有较多乳腺科医师对该病缺乏认识,经常误诊为乳腺增生症、乳腺癌、化脓性乳腺炎或浆细胞性乳腺炎,导致治疗延误。该病好发于生育年龄,尤以经产妇多见。

### 一、病因

肉芽肿性乳腺炎的确切病因尚不明确,多数学者认为是自身免疫性疾病,是对积存变质的乳汁发生的Ⅳ型迟发型超敏反应。但究竟是什么原因触发了这种自身免疫性炎症反应,尚不能确定,催乳素可能是发病的触发器,并与哺乳障碍、饮食污染、避孕药或某些药物有关。Brown 等认为应用雌激素可诱发、加重本病的发生。

大体观察:肿块无包膜,边界不清,质较硬韧,切面灰白间杂淡棕黄色,弥漫分布粟粒至黄豆大小不等的暗红色结节,部分结节中心可见小脓腔。

### 二、临床表现

(1)多为年轻的经产妇,多在产后 6 年内发病,平均病程 4.5 个月,平均年龄 33 岁,未婚育的患者多与药物或垂体催乳素瘤有关。

(2)临床表现以乳腺肿块为主,肿块突然出现,常在一夜之间出现巨大肿块或全乳房肿块,或原有较小的肿块迅速增大,实发部位一般距乳晕较远,但很快波及乳晕。肿块呈明显的多形性,或为伪足样延伸,或通过乳晕向对应部位横向蔓延。

(3)多数伴有疼痛,甚至是剧痛,有人甚至是以疼痛为首发症状,数天至1个月后才发现肿块。

(4)病情进展呈间歇性和阶段性,可有数月的缓解期,最长可达3年。病情的自限和缓解,经常被误认为是疗效或治愈,以后在月经前、生气或劳累后突然发作。

(5)切开引流后黄脓不多,多流淌黄色水样或米汤样物、血性脓液或出血多于出脓,有别于急性化脓性乳腺炎。

本病主要表现为乳晕区以外的乳腺其他部位肿块,生长较快,可伴有疼痛,肿块多为单发、质地较硬、活动、边界清楚,有的表面皮肤红肿,少数可以破溃。

## 三、诊断

本病临床上易误诊为恶性肿瘤,要根据病史及乳房肿块有触痛等情况进行细胞学检查,有助于诊断,彩超和X线钼靶检查缺乏特异性,必要时行空心针或麦默通活检,可明确诊断。

## 四、鉴别诊断

### (一)乳腺导管扩张症

乳腺导管扩张症病变在小叶内,无大量浆细胞浸润,不可见扩张的导管,乳头溢液不常见。

### (二)乳腺结核病

乳腺结核病肿块为无干酪样坏死,抗酸染色找不到结核杆菌,病灶中部常见小脓肿。

### (三)乳腺癌

肉芽肿性乳腺炎与乳腺癌极相似,但仔细检查,肉芽肿性乳腺炎之肿块触之不适,皮肤可有红肿,细胞学检查找不到癌细胞。

## 五、治疗

本病与乳腺癌难鉴别,易发生误诊,因此发现乳房结节均应手术切除送病理检查,明确诊断后可行区段切除。

## 第四节　乳腺单纯性增生症

乳腺单纯性增生症属于乳腺结构不良的早期病变。1922 年由 Bloodgood 首先描述，1928 年 Semb 注意到此病表现为乳房疼痛并有肿块，称为单纯性纤维瘤病。1931 年 Beatle 称之为乳腺单纯性、脱皮性上皮增生症；1948 年 Gescnickter 称之为乳痛症，一直沿用至今。

### 一、发病情况

乳痛症为育龄妇女常见病，可发生于青年期后至绝经期的任何年龄组，尤其以未婚女性或已婚未育或已育未哺乳的性功能旺盛的女性多见，该病的发病高峰年龄为 30～40 岁。在临床上 50%女性有乳腺增生症的表现；在组织学上则有 90%女性可见乳腺结构不良的表现。

### 二、病因

该病的发生、发展与卵巢内分泌状态密切相关。大量资料表明，当卵巢内分泌失调、雌激素分泌过多，而黄体酮相对减少时，不仅刺激乳腺实质增生，而且使末梢导管上皮呈不规则增生，引起导管扩张和囊肿形成，也因失去黄体酮对雌激素的抑制作用而导致间质结缔组织过度增生与胶原化及淋巴细胞浸润。

### 三、临床表现

临床表现为双侧乳房胀痛和乳房肿块，并且有自限性。

#### (一)乳房胀痛

因个体差异及病变的轻重程度不一样，所以乳腺胀痛程度亦不尽相同。但患者的共有特点为疼痛的周期性，即疼痛始于月经前期，经期及经后一段时间明显减轻，甚至毫无症状。疼痛呈弥漫性钝痛或为局限性刺痛，触动和颠簸时加重，并向双上肢放射，重者可致双上肢上举受限。

#### (二)乳房肿块

常常双侧乳房对称性发生，可分散于整个乳腺内，亦可局限于乳腺的一部分，尤以双乳外上象限多见。触诊呈结节状、大小不一、变硬，经后缩小、变软。部分患者伴有乳头溢液。

#### (三)疾病的自限性和重复性

该病可不治自愈。尤其是结婚后妊娠及哺乳时症状会自行消失，但时有反复;绝经后能自愈。

## 四、辅助检查

### (一)针吸细胞学检查

针吸肿块内少许组织做涂片检查,可见细胞稀疏;除有少许淋巴细胞外,尚可见分化良好的腺上皮细胞及纤维细胞。

### (二)钼靶 X 射线检查

可见弥漫散在的直径>1 cm、数目不定、边界不清的肿块影;如果密度均匀增高,失去正常结构、不见锐利边缘说明病变广泛。

### (三)红外线透照检查

双侧乳腺出现虫蚀样或雾状的灰色影,浅静脉模糊。

## 五、诊断

(1)育龄期女性与月经相关的一侧或双侧乳房周期性疼痛及肿块。

(2)查体可触及颗粒状小肿物,质地不硬。

(3)疾病发展过程中具自限性特点。

## 六、鉴别诊断

### (一)乳腺癌

有些乳腺癌可有类似增生症的表现,但乳腺癌的肿块多为单侧,肿块固定不变,且有生长趋势,在月经周期变化中表现为增大而无缩小趋势。针吸即可明确诊断。

### (二)乳腺脂肪坏死

该病好发于外伤后、体质较肥胖的妇女,其肿块较表浅,未深入乳腺实质,肿块不随月经周期变化。针吸细胞学检查和组织活检可明确诊断。

## 七、治疗

本病有自限性,属于生理性变化的范畴,症状可以在结婚、生育、哺乳后明显改善或消失。因此,只要做好患者的思想工作,消除恐癌症,可不治自愈。对于临床症状重者,可采用中、西药治疗。

### (一)中医治疗

青年女性患者,一侧或两侧乳房出现肿块和疼痛,并随月经周期变化,同时伴经前心烦易怒、胸闷、嗳气、两肋胀痛者,可用逍遥散合四物汤加减:柴胡 9 g,香附 9 g,八月扎 12 g,青皮、陈皮各 6 g,当归 12 g,白芍 12 g,川芎 9 g,橘叶、橘络各 4.5 g,益母草 30 g,生甘草 3 g。

中年已婚妇女，以乳房肿块为主症，疼痛稍轻，并且随月经周期变化小；伴随月经不调、耳鸣目眩、神疲乏力，可用二仙汤合四物汤加减：仙茅 9 g，淫羊藿 9 g，软柴胡 9 g，当归 12 g，熟地黄 12 g，锁阳 12 g，鹿角 9 g，巴戟天 9 g，香附 9 g，青皮 6 g。

**(二)激素治疗**

1.己烯雌酚

第 1 个月经期间，每周口服 2 次，每次 1 mg，连服 3 周；第 2 个月经期间，每周给药 1 次，每次 1 mg；第 3 个月经期间仅给药 1 次，每次 1 mg。

2.黄体酮

月经前两周，每周 2 次，每次 5 mg，总量为 20～40 mg。

3.睾酮

月经后 10 天开始用药，每天 5～15 mg，月经来潮时停药，每个月经周期不超过 100 mg。

4.溴隐亭

多巴胺受体激活剂，作用于垂体催乳细胞上的多巴胺受体，抑制催乳素的合成与释放。每天 5 mg，疗程 3 个月。

5.丹那唑

雌激素衍生物，通过抑制某些酶来阻碍卵巢产生甾体类物质，从而调整激素平衡达到治疗作用。每天 200～400 mg，连用 2～6 个月。

6.他莫昔芬

雌激素拮抗剂，月经干净后第 5 天口服，每天 2 次，每次 10 mg，连用 15 天停药；保持月经来潮后重复。该药物治疗效果好，不良反应小，是目前治疗乳痛症的一个好办法。

## 第五节　乳腺囊性增生病

乳腺囊性增生病是妇女常见的乳腺疾病。本病的特点是以乳腺小叶、小导管及末端导管高度扩张形成的囊肿，乳腺组成成分的增生，在结构、数量及组织形态上表现出异常。本病与单纯性乳腺增生相比较，乳腺增生与不典型增生共存,存在恶变的危险,应视为癌前病变。

## 一、病因

本病的发生与卵巢内分泌的刺激有关。早在1930年就有学者证明切除卵巢的家鼠注射雌激素后能产生乳腺囊性病。在人类中,雌激素不仅能刺激乳腺上皮增生,也能导致腺管扩张,形成囊肿。新近研究说明高催乳素血症是乳腺囊性增生症的重要原因,国外学者报道绝经后妇女患乳腺囊性增生症常是不恰当应用雌激素替代治疗的结果。

## 二、病理

### (一)大体形态

一侧或双侧乳腺组织内有大小不等、软硬不均的囊性结节或肿块。囊肿大小不一,大囊肿直径可达5 cm,呈灰白色或蓝色,又称蓝色圆顶囊肿或蓝顶囊肿。小囊肿多见于大囊肿周围,直径仅2 mm,甚至肉眼见不到,只有在显微镜下可见。切开大囊肿可见囊肿内容物为清亮无色、浆液性或棕黄色液体,有时为血性液体。其中含有蛋白质、激素(催乳素、雌激素、雄激素、人绒毛膜促性腺激素、生长激素、卵泡刺激素、黄体化激素等)、糖类、矿物质及胆固醇。切面似蜂窝状,囊壁较厚,失去光泽,可有颗粒状或乳头状瘤样物向囊腔内突出。

### (二)组织学形态

组织学形态可见5种不同的病变。

1.囊肿

末端导管和腺泡增生,小导管扩张和伸展,末端导管囊肿形成。末端导管上皮异常增殖,形成多层,从管壁向管腔作乳头状生长,占据管腔大部分,以致管腔受阻,分泌物潴留而扩张,而形成囊肿。一种囊肿为单纯性囊肿,只有囊性扩张,而无上皮增生;另一种为乳头状囊肿,囊肿上皮增生,呈乳头状。

2.乳管上皮增生

扩张的导管及囊肿内上皮呈不同程度的增生,轻者上皮层次增多,重者呈乳头状突起,或彼此相连,呈网状或筛状、实体状、腺样。若囊肿上皮增生活跃,常见不典型增生或间变,有可能发展为癌。

3.乳头状瘤病

乳头状瘤病即在乳头状囊肿的囊性扩张基础上,囊壁上皮细胞多处呈乳头状增生,形成乳头状瘤病。根据乳头状瘤病受累范围、乳头密度及上皮细胞增生程度,可把乳头状瘤病分为轻度、中度及重度,临床上有实用意义。

4.腺管型腺病

小叶导管或腺泡导管化生并增生，增生的上皮细胞呈实性团块，纤维组织有不同程度的增生，而导管扩张及囊肿形成不明显，称为腺病形成。

5.大汗腺样化生

囊肿壁被覆上皮化生呈高柱状，胞浆丰富，其中有嗜酸性颗粒，似大汗腺细胞。此种细胞的出现，常是良性标志。此外，囊壁、导管、腺泡周围纤维组织增生，并形成纤维条索，挤压周围导管，产生阻塞，导致分泌物潴留，再引起导管扭曲或扩张。标本切面呈黄白色，质韧，无包膜。切面有时可见散在的小囊，实际是扩张的小导管。囊壁光滑，内有黄绿色或棕褐色黏稠的液体，有时可见黄白色乳酪样物质自乳管口溢出。

### （三）病理诊断标准

乳腺囊性增生病具以上 5 种病变，它们并不同时存在。其中乳头状瘤病、腺管型腺病和囊肿是主要病变。各种病变的出现率与组织取材的部位、取材量的多少有关。如果切片中能见到 5 种病变中的 3 种，或 3 种主要病变的 2 种，即可诊断。在 5 种病变中囊肿性乳管上皮增生、乳头状瘤病、腺管型腺病所致的不典型增生，易导致癌变。

## 三、临床表现

### （一）乳腺肿块

乳腺内肿块常为主要症状，可发生于一侧乳腺，也可发生于两侧乳腺，但以左侧乳腺较为显著。肿块可单发，也可为多个，其形状不一，可为单一结节，亦可为多个结节状。单一结节常呈球形，边界不甚清楚，可自由推动，有囊性感。多个结节者常累及双乳或全乳，结节大小不等，囊肿活动往往受限，硬度中等且有韧性，其中较大的囊肿位于近表面时常可触及囊性感。有的尚呈条索状沿乳管分布，直径多在 0.5～3.0 cm。

根据肿块分布的范围可分为弥漫型（肿块分布于整个乳腺内）、混合型（几种不同形态的肿块，如片状、结节状、条索状、颗粒状散在于全乳）。

### （二）乳腺疼痛

本病乳痛多不明显，且与月经周期的关系也不密切，偶有多种表现的疼痛，如隐痛、刺痛、胸背痛和上肢痛。有的患者常有一侧或两侧乳房胀痛，如针刺样，可累及肩部、上肢或胸背部。一般在月经来潮前明显，来潮后疼痛减轻或消失，临床经验提示有此变化者多为良性。肿块增大迅速且质地坚硬者提示有恶变可能。

#### (三)乳头溢液

本病5%～15%的患者可有乳头溢液，多为自发性乳头排液。常为草黄色浆液、棕色浆液、浆液血性或血性溢液。如果溢液为浆液血性或血性，往往标志着有乳管内乳头状瘤。

### 四、诊断

乳腺胀痛，轻者如针刺样，可累及肩部、上肢或胸背部。检查时在乳腺内有散在的圆形结节，大小不等，质韧，有时有触痛。结节与周围组织界限不清，不与皮肤或胸肌粘连，有时表现为边界不清的增厚区。病灶位于乳腺的外上象限较多，也可累及整个乳房。有的患者仅表现为乳头有溢液，常为棕色、浆液性或血性液体。根据病史、临床症状及体征所见，一般能做出临床诊断。如诊断困难可结合辅助检查，协助诊断。

### 五、辅助检查

#### (一)肿物细针吸取细胞学检查

乳腺囊性增生病肿物多呈两侧性、多肿块性，各肿块病变的进展情况不一。采取多点细针吸取细胞学检查常能全面反映各肿块的病变情况或性质。特别疑为癌的病例，能提供早期诊断意见。最后确诊还应取决于病理活检。

#### (二)乳头溢液细胞学检查

少数患者有乳头溢液，肉眼所见多为浆液性、浆液血性。涂片镜检可见导管上皮泡沫细胞、红细胞、少许炎症细胞及脂肪蛋白质等无形物。

#### (三)钼靶X线摄影检查

钼靶X线片上显示病变部位呈现棉花团或毛玻璃状边缘模糊不清的密度增高影或见条索状结缔组织穿越其间伴有囊性时，可见不规则增强阴影中有圆形透亮阴影。乳腺囊性增生病肿块，需和乳腺癌的肿块鉴别，前者无血运增加、皮肤增厚和毛刺等恶性征象；若有钙化也多散在，不像乳腺癌那样密集。

#### (四)B超检查

B超诊断技术发展很快，诊断率不断提高。对本病检查时常显示增生部位呈不均匀低回声区和无肿块的回声囊肿区。

#### (五)近红外线乳腺扫描检查

本病在近红外线乳腺扫描屏幕上显示为散在点、片状灰影或条索状、云雾状灰影，血管增多、增粗，呈网状、树枝状等改变基础上常见蜂窝状不均匀透光区。

#### (六)MRI检查

典型的MRI图像表现为乳腺导管扩张，形态不规则，边界不清楚，扩张导管

的信号强度在 $T_1$ 加权像上低于正常腺体组织；病变局限于某一区，也可弥漫分布于整个区域或在整个乳腺。本病的 MRI 图像特点通常为对称性改变。

## 六、鉴别诊断

### （一）乳痛症

乳痛症多见于 20～30 岁年轻妇女。大龄未婚或已婚未育发育差的小乳房，双侧乳腺周期性胀痛，乳腺内肿块多不明显或仅局限性增厚或呈细颗粒状，又称细颗粒状小乳腺。

### （二）乳腺增生症

乳腺增生症多见于 30～35 岁女性。乳痛及肿块多随月经的变化呈周期性变化，肿块多呈结节状多个散在，大小较一致，无囊性感，一般无乳头溢液。

### （三）乳腺纤维腺瘤

乳腺纤维腺瘤多见于青年女性，常为无痛性肿块，多为单发，少数为多发。肿块边界明显，移动良好无触痛，但有时乳腺囊性增生病可与纤维腺瘤并存，不易区别。

### （四）乳腺导管内乳头状瘤

乳腺导管内乳头状瘤多见于中年女性。临床上常见乳头单孔溢液，肿块常位于乳晕部，压之有溢液。X 线乳腺导管造影显示充盈缺损，常可确诊。

### （五）乳腺癌

乳腺癌常见于中老年妇女，乳腺内常为单一无痛性肿块。肿块细针吸取细胞学检查，多能找到癌细胞。乳腺囊性增生病伴有不典型增生、癌变时，常不易区别，需病理活检确诊。

## 七、治疗

囊性增生病多数可用非手术治疗。

### （一）药物治疗

1.中药治疗

对疼痛明显、增生弥漫者，可服中药治疗。疏肝理气、活血化瘀、软坚化结、调和冲任等方法可缓解疼痛。

2.激素治疗

中药治疗效果不佳，可考虑激素治疗。通过激素水平的调整，达到治疗的目的。常用的药物有黄体酮 5～10 mg/d，月经来潮前5～10 天服用；丹他唑 200～400 mg/d，服 2～6 个月；溴隐亭 5 mg/d，疗程 3 个月；其中增生腺体病理检测雌激素受体阳性者，口服他莫昔芬 20 mg/d，2～3 个月。激素疗法不宜长期应用，以免造成月经失调等不良反应。绝经前期疼痛明显时，可在月经来潮前服用甲睾酮，每次 5 mg，每天 3 次，也可口服黄体酮，每天 5～10 mg，在月经前 7～10 天服用。近来应用维生素 E 治疗也可缓解疼痛。

**(二)手术治疗**

1.手术目的

明确诊断，避免乳腺癌漏诊和延误诊断。

2.适应证

患者经过药物治疗后疗效不明显，肿块增多、增大、质地坚实者；肿物针吸细胞学检查见导管上皮细胞增生活跃，并有不典型增生者；年龄在 40 岁以上，有乳腺癌家族史者，宜选择手术治疗。

3.手术方案选择

根据病变范围大小、肿块多少采用不同的手术方法。

(1)单纯肿块切除：肿块类型属于癌高发家庭成员者，肿块直径＜3 cm 者，均可行包括部分正常组织在内的肿块切除。

(2)乳腺区段切除术：病变仅限于某局部，病理结果显示有上皮细胞高度增生、间变，年龄在 40 岁以上者，可行乳腺区段切除。

(3)经皮下乳腺单纯切除术：有高度上皮细胞增生，且家族中有同类病史，尤其是一级亲属有乳腺癌，年龄在 45 岁以上者，应行乳腺单纯切除术。

(4)乳腺根治术：35 岁以下的不同类型的中等硬度的孤立肿块，长期治疗时好时坏，应行多点细针穿刺细胞学检查，阳性者应行乳腺癌根治术。阴性者可行肿块切除送病理，根据病理结果追加手术范围。

(5)乳腺腺叶区段切除术：具体内容见下文。

麻醉方法与体位：局部浸润麻醉或硬膜外麻醉，仰卧位，患侧肩胛下垫小枕，患侧上肢外展 70°～80°，有利于显露病变部位。

手术切口：长度取决于肿瘤的部位及体积大小。乳腺上半部多采用弧形切口；乳腺下半部多采用放射状切口；乳房下半部位置深的可在乳腺下皱襞做弧形切口；当肿块与皮肤有较紧的粘连时，须做梭形切口，切除粘连的皮肤。

手术步骤：①消毒、铺无菌巾。②切开皮肤、皮下组织，确定肿块的范围。③组织钳夹持、牵引肿块，用电刀或手术刀在距离病变两侧 0.5～1.0 cm 处梭形切除乳腺组织。④彻底止血，缝合乳腺创缘，避免残留无效腔；缝合皮下组织及皮肤切开，覆盖敷料，加压包扎伤口。

注意事项:①梭形切除乳腺组织时,必须防止切入病变组织内。②创缘避免遗留无效腔。③创口较大时可放置引流片引流。

(6)全乳房切除术:具体内容见下文。

麻醉方法和体位:采用硬膜外麻醉或全麻,取仰卧位,患侧肩胛下垫小枕,有利于乳腺肿块的暴露,患侧上肢外展 80°,固定于壁板上。

手术切口:根治肿块的位置选择以乳头为中心的环绕乳头的梭形切口,可选用横向或斜向切口。横切口形成的瘢痕较纤细,适用于乳腺较大且下垂的患者,斜向切口有利于术后创口的引流。

手术步骤:①消毒,铺无菌巾。②确定切口。③切开皮肤、皮下组织。④提起皮瓣边缘,沿皮下组织深面潜行锐性游离皮瓣,直到乳房边缘。若为恶性肿瘤,则皮瓣不保留脂肪,游离范围上起第2 或第 3 肋骨,下至第 6 或第 7 肋骨水平,内侧至胸骨缘,外侧达腋前线。⑤自上而下,由内而外,将整个乳房及周围脂肪组织自胸大肌筋膜表面切除。如为恶性肿瘤,应将乳房连同胸大肌筋膜一并切除。⑥创口止血,冲洗伤口,放置引流,按层缝合伤口,覆盖敷料。⑦加压包扎伤口。

注意事项:①术后 2～3 天,引流液减少至 10 mL 以下时拔引流管,再继续适当加压包扎。②隔天换药,术后 8～10 天拆线。③术后常规送病理检查。若为恶性肿瘤,则要行乳腺改良根治术,最迟不超过 2 周。

## 八、预防

乳腺囊性增生和乳腺癌的关系尚不明确,流行病学调查研究显示,囊性增生病的患者以后发生乳腺癌的机会为正常人群的 2～4 倍。乳腺囊性增生病是癌前病变,在诊断和治疗后应给予严密的监测:每月1 次的乳房自我检查;每年1 次的乳腺 X 线摄影;每 4～6 个月 1 次的临床乳房检查等。为每位患者建立一套完整的随访监测计划,在临床实践中,努力探索更有价值的诊治技术,提高对癌前疾病恶性倾向的预测,以利早期发现乳腺癌。

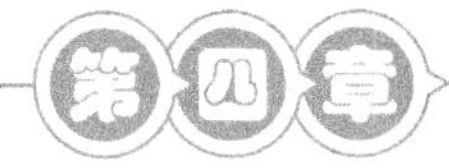

# 胃、十二指肠疾病

## 第一节　胃、十二指肠溃疡急性穿孔

急性穿孔是胃、十二指肠溃疡的严重并发症，也是外科常见的急腹症之一。起病急、病情重、变化快是其特点，常需紧急处理，若诊治不当，可危及患者生命。

### 一、流行病学调查

近 30 年来，胃、十二指肠溃疡的发生率下降，住院治疗的胃、十二指肠溃疡患者数量明显减少，特别是胃、十二指肠溃疡的选择性手术治疗数量尤为减少，但溃疡的急性并发症（穿孔、出血和梗阻）的发生率和需要手术率近 20 年并无明显改变。

溃疡穿孔每年的发病率为 0.7～1.0/万；穿孔病住院患者占溃疡病住院患者的 7%；穿孔多发生在30～60 岁人群，占 75%。约 2%十二指肠溃疡患者中穿孔为首发症状。估计在诊断十二指肠溃疡后，在第 1 个 10 年中，每年约 0.3%的患者发生穿孔。十二指肠溃疡穿孔多位于前壁，“前壁溃疡穿孔，后壁溃疡出血”。胃溃疡急性穿孔大多发生在近幽门的胃前壁，偏小弯侧，胃溃疡的穿孔一般较十二指肠溃疡略大。

### 二、病因及发病机制

胃、十二指肠溃疡穿孔发生在慢性溃疡的基础上，患者有长期溃疡病史，但在少数情况下，急性溃疡也可以发生穿孔。下列因素可促进穿孔的发生。

（1）精神过度紧张或劳累，增加迷走神经兴奋程度，溃疡加重而穿孔。

（2）饮食过量，胃内压力增加，使溃疡穿孔。

(3)应用非甾体抗炎药(nonsteroidal anti-inflammtary durgs,NSAIDs)和十二指肠溃疡、胃溃疡的穿孔密切相关,现在研究显示,治疗患者时应用这类药物是主要的促进因素。

(4)免疫抑制,尤其在器官移植患者中应用激素治疗。

(5)其他因素包括患者年龄增加、慢性阻塞性肺疾病、创伤、大面积烧伤和多器官功能障碍。

## 三、病理生理

急性穿孔后,有强烈刺激性的胃酸、胆汁、胰液等消化液和食物溢入腹腔,引起化学性腹膜炎,导致剧烈的腹痛和大量腹腔渗出液,甚至可致血容量下降,低血容量性休克。6～8 小时后,细菌开始繁殖,并逐渐转变为化脓性腹膜炎,病原菌以大肠埃希菌及链球菌多见。在强烈的化学刺激、细胞外液丢失的基础上,大量毒素被吸收,可导致感染中毒性休克的发生。胃、十二指肠后壁溃疡可穿透全层,并与周围组织包裹,形成慢性穿透性溃疡。

## 四、临床表现

### (一)症状

患者以往多有溃疡病症状或肯定溃疡病史,而且近期常有溃疡病活动的症状。可在饮食不当后或在清晨空腹时发作。典型的溃疡急性穿孔表现为骤发腹痛,十分剧烈,如刀割或烧灼样,为持续性,但也可有阵发加重。由于腹痛发作突然而猛烈,患者甚至有一时性昏厥感。疼痛初起部位多在上腹或心窝部,迅即延及全腹面,以上腹为重。由于腹后壁及膈肌腹膜受到刺激,有时可引起肩部或肩胛部牵涉性疼痛,可有恶心感及反射性呕吐,但一般不重。

### (二)体征

患者仰卧拒动,急性痛苦病容,由于腹痛严重而致面色苍白、四肢凉、出冷汗、脉率快、呼吸浅。腹式呼吸因腹肌紧张而消失。在发病初期,血压仍正常,腹部有明显腹膜炎体征,全腹压痛明显,上腹更重,腹肌高度强直,即所谓板样强直。肠鸣音消失。如腹腔内有较多游离气体,则叩诊时肝浊音界不清楚或消失。随着腹腔内细菌感染的发展,患者的体温、脉搏、血压、血常规等周身感染中毒症状及肠麻痹、腹胀、腹水等腹膜炎症也越来越重。

溃疡穿孔后,临床表现的轻重与漏出至游离腹腔内的胃肠内容物的量有直接关系,亦即与穿孔的大小、穿孔时胃内容物的多少(空腹或饱餐后)及孔洞是否很快被邻近器官或组织粘连堵塞等因素有关。穿孔小或漏出的胃肠内容物少或孔洞很快即被堵塞，则漏出的胃肠液可限于上腹，或顺小肠系膜根部及升结肠旁沟流至右下腹，腹痛程度可以较轻，腹膜刺激征也限于上腹及右侧腹部。

## 五、辅助检查

如考虑为穿孔，应做必要的实验室检查，检查项目包括血常规、血清电解质和淀粉酶，穿孔时间较长的需检查肾功能、血清肌酐、肺功能并进行动脉血气分析、监测酸碱平衡。常见白细胞升高及核左移，但在免疫抑制和老年患者中有时没有。血清淀粉酶一般是正常的，但有时升高，通常小于正常的 3 倍。肝功能一般是正常的。除非就诊延迟，血清电解质和肾功能是正常的。

胸部 X 线片和立位及卧位腹部 X 线片是必需的。约 70%的患者有腹腔游离气体，因此无游离气体的不能排除穿孔。当疑为穿孔但无气腹者，可做水溶性造影剂上消化道造影检查，确立诊断腹膜炎体征者，这种 X 线造影是不需要的。

诊断性腹腔穿刺对部分患者是有意义的，若抽出液中含有胆汁或食物残渣则提示有消化道穿孔。

## 六、诊断和鉴别诊断

### (一)诊断标准

胃、十二指肠溃疡急性穿孔后表现为急剧上腹痛，并迅速扩展为全腹痛，伴有显著的腹膜刺激征，结合 X 线检查发现腹部膈下游离气体，诊断性腹腔穿刺抽出液含有胆汁或食物残渣等特点，正确诊断一般不困难。在既往无典型溃疡病史者，位于十二指肠及幽门后壁的溃疡小穿孔，胃后壁溃疡向小网膜腔内穿孔，老年体弱反应性差者的溃疡穿孔及空腹时发生的小穿孔等情况下，症状、体征不太典型，较难诊断。另需注意的是，X 线检查未发现膈下游离气体并不能排除溃疡穿孔的可能，因约有 20%患者穿孔后可以无气腹表现。

### (二)鉴别诊断

1.急性胰腺炎

溃疡急性穿孔和急性胰腺炎都是上腹部突然受到强烈化学性刺激而引起的急腹症，因而在临床表现上有很多相似之处，在鉴别诊断上可能造成困难。急性胰腺炎的腹痛发作虽然也较突然，但多不如溃疡穿孔者急骤，腹痛开始时有由轻而重的过程，疼痛部位趋向于上腹偏左及背部，腹肌紧张程度也略轻。血清及腹腔渗液的淀粉酶含量在溃疡穿孔时可以有所增高，但其增高的数值尚不足以作为诊断依据。急性胰腺炎 X 线检查无膈下游离气体，B 超及 CT 提示胰腺肿胀。

2.胆石症、急性胆囊炎

胆绞痛发作以阵发性为主，压痛较局限于右上腹，而且压痛程度也较轻，腹肌紧张远不如溃疡穿孔者显著。腹膜炎体征多局限在右上腹，有时可触及肿大的胆囊，Murphy 征阳性，X 线检查无膈下游离气体，B 超提示有胆囊结石，胆囊炎，如血清胆红素有增高，则可明确诊断。

3.急性阑尾炎

溃疡穿孔后胃、十二指肠内容物可顺升结肠旁沟或小肠系膜根部流至右下腹，引起右下腹腹膜炎症状和体征，易被误诊为急性阑尾炎穿孔。仔细询问病史当能发现急性阑尾炎开始发病时的上腹痛一般不十分剧烈，阑尾穿孔时腹痛的加重也不以上腹为主，腹膜炎体征则右下腹较上腹明显。

4.胃癌穿孔

胃癌急性穿孔所引起的腹内病理变化与溃疡穿孔相同，因而症状和体征也相似，术前难以鉴别。老年患者，特别是无溃疡既往病史而近期内有胃部不适或消化不良及消瘦、体力差等症状者，当出现溃疡急性穿孔的症状和体征时，应考虑到胃肠穿孔的可能。

## 七、治疗

对胃、十二指肠溃疡急性穿孔的治疗原则首先是终止胃肠内容物继续漏入腹腔，使急性腹膜炎好转，以挽救患者的生命。经常述及的 3 个高危因素：①术前存在休克。②穿孔时间＞24 小时。③伴随严重内科疾病。这 3 类患者病死率高，可达 5%～20%；而无上述高危因素者病死率＜1%。故对此三类患者的处理更要积极、慎重。具体治疗方法有 3 种，即非手术治疗、手术修补穿孔及急症胃部分切除和迷走神经切断术，现在认为后者（胃部分切除术和迷走神经切断术）不是溃疡病的合理手术方式，已很少采用。术式选择主要取决于患者一般状况、术中所见、局部解剖和穿孔损伤的严重程度。

### （一）非手术治疗

近年来，特别是在我国，对溃疡急性穿孔采用非手术治疗累积了丰富经验，大量临床实践经验表明，连续胃肠吸引减压可以防止胃肠内容物继续漏向腹腔，有利于穿孔自行闭合及急性腹膜炎好转，从而使患者免遭手术痛苦。其病死率与手术缝合穿孔者无显著差别。为了能够得到满意的吸引减压，鼻胃管在胃内的位置要恰当，应处于最低位。非手术疗法的缺点是不能去除已漏入腹腔内的污染物，因此只适用于腹腔污染较轻的患者。其适应证：①患者无明显中毒症状，急性腹膜炎体征较轻，或范围较局限，或已趋向好转，表明漏出的胃肠内容物较少，穿孔已趋于自行闭合。②穿孔是在空腹情况下发生的，估计漏至腹腔内的胃肠内容物有限。③溃疡病本身不是根治性治疗的适应证。④有较重的心肺等重要脏器并存病，致使麻醉及手术有较大风险。但在70岁以上、诊断不能肯定、应用类固醇激素和正在进行溃疡治疗的患者，不能采取非手术治疗方法。

因为手术治疗的效果确切，非手术治疗的风险并不低（腹内感染、脓毒症等），一般认为非手术治疗要极慎重。在非手术治疗期间，需动态观察患者的全身情况和腹部体征，若病情无好转或有所加重，即需及时改为手术治疗。

**（二）手术治疗**

手术治疗包括单纯穿孔缝合术和确定性溃疡手术。

1.单纯穿孔缝合术

单纯穿孔缝合术是目前治疗溃疡病穿孔主要的手术方式。只要闭合穿孔不至引起胃出口梗阻，就应首先考虑。缝闭瘘口、中止胃肠内容物继续外漏后，彻底清除腹腔内的污染物及渗出液。术后须经过一时期内科治疗，溃疡可以愈合。缝合术的优点是操作简便，手术时间短，安全性高。一般认为，以下为单纯穿孔缝合术的适应证：穿孔时间＞8小时，腹腔内感染及炎症水肿较重，有大量脓性渗出液；以往无溃疡病史或有溃疡病史未经正规内科治疗，无出血、梗阻并发症，特别是十二指肠溃疡；有其他系统器质性疾病而不能耐受彻底性溃疡手术。单纯穿孔缝合术通常采用经腹手术，穿孔以丝线间断横向缝合，再用大网膜覆盖，或以网膜补片修补；也可经腹腔镜行穿孔缝合大网膜覆盖修补。一定吸净腹腔内渗液，特别是膈下及盆腔内。吸除干净后，腹腔引流并非必须。对所有的胃溃疡穿孔患者，需做活检或术中快速病理学检查，若为恶性，应行根治性手术。单纯溃疡穿孔缝合术后仍需内科治疗，幽门螺杆菌（Hp）感染者需根除Hp，以减少复发的机会，部分患者因溃疡未愈合仍需行彻底性溃疡手术。

利用腹腔镜技术缝合十二指肠溃疡穿孔为Nathanson等于1990年首先报道。后来Mourct等描述一种无缝合穿孔修补技术：以大网膜片和纤维蛋白胶封闭穿孔。以后相继报道了吸收性明胶海绵填塞、胃镜引导下肝圆韧带填塞等技术。无缝合技术效果不确切，其术后再漏的机会很大（10%左右），尤其在穿孔＞5 mm者，因此应用要慎重。缝合技术有单纯穿孔缝合、缝合加大网膜补片加强和以大网膜补片缝合修补等。虽然腔镜手术具有微创特点，而且据报道术后切口的感染发生率较开腹手术低，但并未被广大外科医师普遍接受，原因是手术效果与开腹手术比较仍有争议，术后发生再漏需要手术处理者不少见，手术时间较长和花费高。以下情况不宜选择腹腔镜手术：①存在前述高危因素（术前存在休克、穿孔时间＞24小时和伴随内科疾病）。②有其他溃疡并发症如出血和梗阻。③较大的穿孔（＞10 mm）。④腹腔镜实施技术上有困难（上腹部手术史等)。

### 2.部分胃切除和迷走神经切断术

随着对溃疡病病因学的深入理解和内科治疗的良好效果，以往所谓的“确定”性手术方法——部分胃切除和迷走神经切断手术已经很少采用。尤其在急性穿孔有腹膜炎的情况下进行手术，其风险显然较穿孔修补术为大，因此需要严格掌握适应证。仅在以下情况时考虑所谓“确定性”手术：①需切除溃疡本身以治愈疾病。如急性穿孔并发出血；已有幽门瘢痕性狭窄等，在切除溃疡时可根据情况考虑做胃部分切除手术。②较大的胃溃疡穿孔，有癌可能，做胃部分切除。③Hp感染阴性、联合药物治疗无效或胃溃疡复发时，仍有做迷走神经切断术的报道。

# 第二节　胃、十二指肠溃疡大出血

胃、十二指肠溃疡患者有大量呕血、柏油样黑粪，引起红细胞、血红蛋白和血细胞比容明显下降，脉率加快，血压下降，出现为休克前期症状或休克状态，称为溃疡大出血，不包括小量出血或仅有大便隐血阳性的患者。胃、十二指肠溃疡出血，是上消化道大出血中最常见的原因，占50%以上。

## 一、流行病学

十二指肠溃疡并发症住院患者中，出血多于穿孔4倍。约20%的十二指肠溃疡患者在其病程中会发生出血，十二指肠溃疡患者出血较胃溃疡出血为多见。估计消化性溃疡患者约占全部上消化道出血住院患者的50%。虽然$H_2$受体拮抗剂和奥美拉唑药物治疗已减少难治性溃疡择期手术的病例数，但因合并出血患者的手术例数并未减少。

## 二、病因和发病机制

### (一)非甾体抗炎药

应用非甾体抗炎药(NSAIDs)是溃疡出血的一个重要因素，具有这部分危险因素的患者在增加。在西方国家多于50%以上消化道出血患者有新近应用NSAIDs史。在老年人口中，以前有胃肠道症状，并有短期NSAIDs治疗，这一危险因素正在增高。使用大剂量的阿司匹林(300 mg/d)预防一过性脑缺血发作的患者，其相对上消化道出血的危险性比用安慰剂治疗的高 7.7 倍，其他 NSAIDs 亦增加了溃疡上消化道出血的危险性。

**（二）甾体类皮质类固醇**

皮质类固醇在是否引起消化性溃疡合并出血中的作用仍有争议。最近回顾性研究提示，同时应用 NSAIDs 是更重要的危险因素。合并应用皮质类固醇和 NSAIDs，上消化道出血的危险性会升高 10 倍。

**（三）危重疾病**

危重患者是消化性溃疡大出血的危险人群，尤其是需要在重病监护病房治疗的。例如，心脏手术后，这种并发症的发生率为 0.4%，这些患者大多数被证实为十二指肠溃疡，且这些溃疡常是大的或多发性的。加拿大一个大宗的多个医院联合研究发现，ICU 患者上消化道出血的发生率为 1.5%，病死率达 48%，这些患者常需用抗溃疡药预防。

**（四）幽门螺杆菌**

出血性溃疡患者的 Hp 感染为 15%～20%，低于非出血溃疡患者，因此 Hp 根治对于减少溃疡复发和再出血的长期危险是十分重要的。

## 三、病理生理学

溃疡基底的血管壁被侵蚀而导致破裂出血，大多数为动脉出血。引起大出血的十二指肠溃疡通常位于球部后壁，可侵蚀胃、十二指肠动脉或胰十二指肠上动脉及其分支引起大出血。胃溃疡大出血多数发生在胃小弯，出血源自胃左、右动脉及其分支。十二指肠前壁附近无大血管，故此处的溃疡常无大出血。溃疡基底部的血管侧壁破裂出血不易自行停止，可引发致命的动脉性出血。大出血后血容量减少、血压降低、血流变缓，可在血管破裂处形成血凝块而暂时止血。由于胃肠的蠕动和胃、十二指肠内容物与溃疡病灶的接触，暂时停止的出血有可能再次活动出血，应予高度重视。

溃疡大出血所引起的病理生理变化与其他原因所造成的失血相同，与失血量的多少及失血的速度有密切的关系。据实验证明，出血 50～80 mL 即可引起柏油样黑粪，如此少量失血不致发生其他显著症状，但持续性大量失血可以导致血容量减低、贫血、组织低氧、循环衰竭和死亡。

大量血液在胃肠道内可以引起血液化学上的变化，最显著的变化为血非蛋白氮增高，其主要原因是血红蛋白在胃肠内被消化吸收。有休克症状的患者，由于肾脏血液供应不足，肾功能受损，也是可能的原因。胃肠道大出血所致的血非蛋白氮增高在出血后 24～48 小时内即出现，如肾脏功能未受损害，增高的程度与失血量成正比，出血停止后 3～4 天内恢复至正常。

## 四、临床表现

胃、十二指肠溃疡大出血的临床表现主要取决于出血的量及出血速度。

### （一）症状

呕血和柏油样黑粪是胃、十二指肠溃疡大出血的常见症状，多数患者只有黑粪而无呕血症状，迅猛的出血则为大量呕血与紫黑血粪。呕血前常有恶心症状，便血前后可有心悸、眼前发黑、乏力、全身疲软，甚至晕厥症状。患者过去多有典型溃疡病史，近期可有服用阿司匹林或 NSAIDs 药物等情况。

### （二）体征

一般失血量在 400 mL 以上时，有循环系统代偿的现象，如苍白、脉搏增速但仍强有力，血压正常或稍增高。继续失血达 800 mL 后即可出现明显休克的体征，如出汗、皮肤凉湿、脉搏快弱、血压降低、呼吸急促等。患者意识清醒，表情焦虑或恐惧。腹部检查常无阳性体征，也可能有腹胀、上腹压痛、肠鸣音亢进等。约半数的患者体温增高。

## 五、辅助检查

大量出血早期，由于血液浓缩，血常规变化不大，以后红细胞计数、血红蛋白含量、血细胞比容均呈进行性下降。

依据症状和体检不能准确确定出血的原因。约 75%的患者过去有消化性溃疡病史，以证明溃疡是其出血的病因；干呕或呕吐发作后突然发生出血提示食管黏膜撕裂症；病史及体检有肝硬化证据提示可能食管静脉曲张出血。为了正确诊断出血的来源，必须施行上消化道内镜检查。

内镜检查在上消化道出血患者中有各种作用。除可明确出血的来源，如来源于弥漫性出血性胃炎、静脉曲张、贲门黏膜撕裂症，或胃、十二指肠溃疡出血外，内镜所见的胃、十二指肠溃疡的外貌有估计的预后意义，在有小出血的患者，见到清洁的溃疡基底或着色的斑点预示复发出血率低，约为 2%，这些患者适合早期进食和出院治疗。相反，发现于溃疡基底可见血管或新鲜凝血块预示有较高的再出血率。大的溃疡（直径＞1 cm）同样有高的复发再出血率。由于内镜下治疗技术的发展，非手术治疗的成功率已明显提高，手术的需要和病死率显著下降。

内镜下胃、十二指肠溃疡出血病灶特征现多采用 Forrest 分级：FⅠa，可见溃疡病灶处喷血；FⅠb，可见病灶处渗血；FⅡa，病灶处可见裸露血管；FⅡb，病灶处有血凝块附着；FⅢ，溃疡病灶基底仅有白苔而无上述活动性出血征象。根据上述内镜表现除FⅢ外，只要有其中一种表现均可确定为此次出血的病因及出血部位。

选择性腹腔动脉或肠系膜上动脉造影也可用于血流动力学稳定的活动性出血患者，可明确病因与出血部位，指导治疗，并可采取栓塞治疗或动脉内注射垂体加压素等介入性止血措施。

## 六、诊断和鉴别诊断

### （一）诊断

有溃疡病史者，发生呕血与黑粪，诊断并不困难。10%～15%的患者出血无溃疡病史，鉴别出血的来源较为困难。大出血时不宜行上消化道钡剂检查，因此，急诊纤维胃镜检查在胃、十二指肠溃疡出血的诊断中有重要作用，可迅速明确出血部位和病因，出血 24 小时内胃镜检查检出率可达 70%～80%，超过 48 小时则检出率下降。

### （二）鉴别诊断

胃、十二指肠溃疡出血应与应激性溃疡出血、胃癌出血、食管静脉曲张破裂出血、贲门黏膜撕裂综合征和胆管出血相区别。上述疾病，除内镜下表现与胃、十二指肠溃疡出血不同外，应结合其他临床表现相区别。如应激性溃疡出血多出现在重大手术或创伤后；食管静脉曲张破裂出血体检可发现蜘蛛痣、肝掌、腹壁静脉曲张、肝大、腹水、巩膜黄染等肝硬化的表现；贲门黏膜撕裂综合征多发生在剧烈呕吐或干呕之后；胆管大量出血常由肝内疾病（化脓性感染、胆石、肿瘤）所致，其典型表现为胆绞痛、便血或呕血、黄疸之三联征。

## 七、治疗

治疗原则是补充血容量，防止失血性休克，尽快明确出血部位，并采取有效的止血措施，防止再出血。总体上，治疗方式包括非手术及手术治疗。

### （一）非手术治疗

主要是针对休克的治疗，主要措施如下：①补充血容量，建立可靠畅通的静脉通道，快速滴注平衡盐液，做输血配型试验。同时严密观察血压、脉搏、尿量和周围循环状况，并判断失血量，指导补液。失血量达全身总血量的 20%时，应输注羟乙基淀粉、右旋糖酐或其他血浆代用品，用量在 1 000 mL 左右。出血量较大时可输注浓缩红细胞，也可输全血，并维持血细胞比容不低于 30%。输注液体中晶体与胶体之比以3∶1为宜。监测生命体征，测定中心静脉压、尿量，维持循环功能稳定和良好呼吸、肾功能十分重要。②留置鼻胃管，用生理盐水冲洗胃腔，清除血凝块，直至胃液变清，持续低负压吸引，动态观察出血情况。可经胃管注入 200 mL 含 8 mg 去甲肾上腺素的生理盐水溶液，每 4～6 小时 1 次。③急诊纤维胃镜检查可明确出血病灶，还可同时施行内镜下电凝、激光灼凝、注射或喷洒药物等局部止血措施。检查前必须纠正患者的低血容量状态。④止血、制酸、生长抑素等药物的应用经静脉或肌内注射巴曲酶；静脉给予 $H_2$ 受体拮抗剂（西咪替丁等）或质子泵抑制剂（奥美拉唑等）；静脉应用生长抑素（善宁、奥曲肽等）。

**（二）手术治疗**

内镜止血的成功率可达 90%，使急诊手术大为减少，且具有创伤小、极少并发穿孔和可重复实施的优点，适用于绝大多数溃疡病出血，特别是高危老年患者。即使不能止血的病例，内镜检查也明确了出血部位、原因，使后续的手术更有的放矢，成功率升高。内镜处理后发生再出血时仍建议首选内镜治疗，仅在以下患者考虑手术处理：①难以控制的大出血，出血速度快，短期内发生休克，或较短时间内（6～8 小时）需要输注较大量血液（＞800 mL）方能维持血压和血细胞比容者。②纤维胃镜检查发现动脉搏动性出血，或溃疡底部血管显露再出血危险很大。③年龄在 60 岁以上，有心血管疾病、十二指肠球后溃疡及有过相应并发症者。④近期发生过类似的大出血或合并穿孔或幽门梗阻。⑤正在进行药物治疗的胃、十二指肠溃疡患者发生大出血，表明溃疡侵蚀性大，非手术治疗难以止血。

手术治疗的目的在于止血抢救患者生命，而不在于治疗溃疡本身和术后的溃疡复发问题。手术介入的方式，经常采用的有：①单纯止血手术，即（胃）十二指肠切开＋腔内血管缝扎，加或不加腔外血管结扎。结合术前胃镜和术中扪摸检查，一般可快速确定出血溃疡部位，即在溃疡对应的前壁切开，显露溃疡后稳妥缝扎止血。如是在幽门部切开，止血后要做幽门成形术（Heineke-Mikulicz 法）。②部分胃切除术。③（选择性）迷走神经切断＋胃窦切除或幽门成形术。④介入血管栓塞术。胃部分切除术是前一段时间国内较常采用的一种手术，认为切除了出血灶本身止血可靠，同时切除了溃疡，也避免了术后溃疡的复发。但手术创伤大，在发生了大出血的患者施行，病死率及并发症发生率均高。由于内科治疗的进步和考虑到胃切除后可能的并发症和病死率，近年来更多地采用仅以止血为目的的较保守的一类手术，通过结扎溃疡出血点和/或阻断局部血管以达到止血目的，术后再辅以正规的内科治疗。因创伤较小，尤其适合老年和高危患者。血管栓塞术止血成功率也较高，但要求特殊设备和娴熟的血管介入技术。

# 第三节　胃、十二指肠憩室

胃、十二指肠憩室是指胃壁或十二指肠壁的局限性袋状扩张或囊样突出，其发生可能与胃肠胚胎起源有关。胃、十二指肠憩室的发病率文献报道不一，常规胃肠钡餐检查胃憩室的发现率为0.043%～0.1%，十二指肠憩室在消化道中的发生率仅次于结肠憩室，发病率为2%～22%。本病可发生于任何年龄，其发生率随年龄的增长而增高，多见于年龄50～60岁者，男女发病率无明显差异。

## 一、病因学

胃憩室的病因分为先天性及后天性两种。前者与胃壁肌层先天性薄弱肌层发育不良有关，好发于胃贲门近小弯后壁，多单发，常为真性憩室，即憩室壁包含有正常胃壁所有的全层。后天性胃憩室多发生于幽门附近，为假性憩室，即仅有黏膜和黏膜下层膨出，憩室壁内缺乏固有肌层，其成因可分为内压性和牵引性。内压性憩室多为胃壁先天性解剖薄弱（环肌缺如、斜行肌薄弱、纵肌分离等），加之胃内病变引起的压力增加所致。牵引性憩室多继发于炎症、溃疡及肿瘤等病理因素，与自身及邻近病变的牵拉等因素有关。

局部肠壁薄弱和肠腔内压力增高是十二指肠憩室发生的主要原因。肠壁薄弱的原因可能是先天性肠壁肌层发育不全或内在肌张力低下，或年龄增加肠壁发生退行性变化而致。肠腔外病变如炎症性粘连造成的牵拉、肠外脂垂过多、肥胖、便秘和局部血供不足亦是憩室形成的相关因素。十二指肠降段壶腹部由于有胰管、胆管、血管通过，缺乏结缔组织且肌层薄弱，加上Oddi括约肌的不断收缩牵拉，故更易发生憩室，多为肠壁全层膨出的真性憩室。位于十二指肠球部的大多为假性憩室，即憩室壁中没有肌层，由于球部溃疡痊愈后瘢痕收缩及局部肠壁变弱所致。

## 二、分类

按其病因可分为真性憩室和假性憩室，按憩室多少分为单发憩室与多发憩室。十二指肠憩室按憩室膨出方向与十二指肠腔的关系，可分为腔内型憩室和腔外型憩室，后者更为常见。按憩室的解剖部位可分为十二指肠乳头旁憩室和非乳头旁憩室，前者是指发生在十二指肠乳头周围2～3 cm以内的憩室，是十二指肠憩室的主要类型。

## 三、临床表现

胃憩室患者临床症状取决于病变部位和憩室的大小，多无明显临床症状，部分患者可出现上腹饱胀感或隐痛不适，餐后及卧位时临床症状加重，变换体位临床症状可缓解。严重者可伴有恶心、呕吐、反酸、嗳气、黑便等临床症状，与食物在憩室内滞留引起憩室炎、溃疡或出血等并发症有关。

多数十二指肠憩室无明显的临床症状，常在上消化道钡剂造影或经内镜逆行胰胆管造影术(ERCP)检查胆胰疾病时偶然发现。是否出现临床症状与憩室的大小、部位及与周围脏器的关系等有关。部分患者可出现腹部不适、腹痛、反酸、呕吐，饱食后加重。并发憩室炎或溃疡时，临床症状较重甚至出现呕血、黑便。十二指肠乳头旁憩室多可合并胆胰疾病，称为 Lemmel 综合征，表现为胆囊结石、胆囊切除术后综合征、反复形成的胆管结石、并发胆管炎、胰腺炎等，多是由于憩室机械性压迫胆胰管造成引流不畅、憩室炎或 Oddi 括约肌功能障碍所致。

## 四、影像学检查

### (一)X 线钡餐检查

X 线钡餐检查表现为圆形或椭圆形凸出腔外的囊袋影，边缘锐利，轮廓光整，与胃壁或肠壁间有狭颈连接，并可见黏膜伸入其内。有憩室炎时憩室轮廓可不规则，边缘毛糙。憩室的排空取决于憩室颈部狭窄的程度。较大的憩室内立位可见气、钡分层或气、液、钡分层现象(图 4-1)。

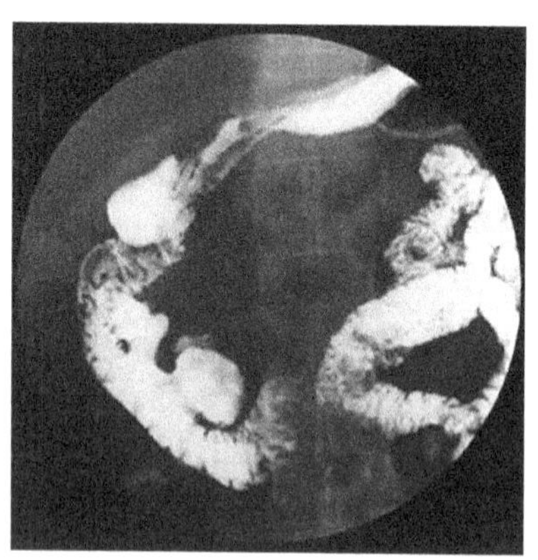

图 4-1　十二指肠憩室钡餐表现

### (二)内镜检查

内镜对胃、十二指肠憩室的诊断更为直观，可以直接观察病变形态及特点。

胃、十二指肠憩室的内镜表现为胃壁或肠壁的局部凹陷或膨出，憩室口多呈圆形，边缘规则清楚，黏膜皱襞向憩室内伸展，有时可见憩室腔黏膜充血、水肿及溃疡形成，偶有食物残渣潴留(图 4-2)。

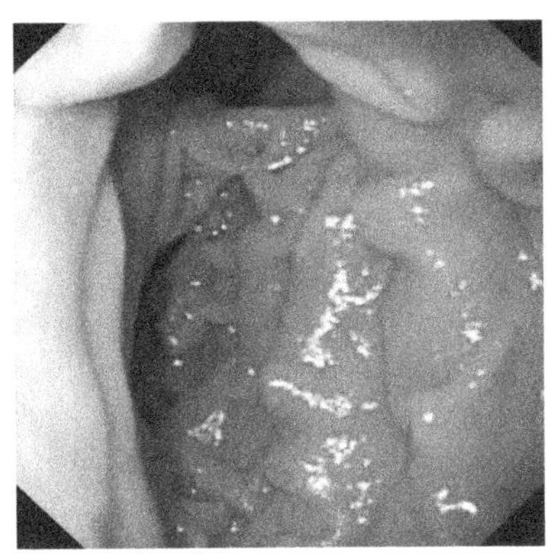

图 4-2 胃憩室内镜表现

十二指肠乳头旁憩室根据憩室与乳头的关系，又可分为乳头旁憩室(图 4-3)和憩室内乳头(见图 4-4)。ERCP 可明确憩室与胰胆管之间的关系，以及憩室合并胆胰疾病的情况。ERCP 不仅有诊断价值，同时可对某些有临床症状十二指肠憩室患者进行内镜治疗。

**(三)CT、MRI 检查**

CT 扫描能提示胃、十二指肠憩室诊断，典型胃、十二指肠 CT 表现为突出于胃或十二指肠轮廓之外的大小不一的圆形或椭圆形的囊袋状影，增强时可呈不均匀强化，特异性表现是于肿物内发现气体回声(图 4-5)。如憩室内容物存留时间过长，造成憩室炎、糜烂、出血及恶性变等并发症，表现为憩室轮廓不规整及内有小丘状阴影等。多层螺旋 CT 扫描还能观察十二指肠乳头旁憩室全貌及其与胆胰管解剖关系，可鉴别梗阻性黄疸的病因和急慢性胰腺炎诊断。CT 检查还有助于诊断十二指肠憩室穿孔，表现为肠壁增厚，网膜脂肪聚集包裹，肠腔外、后腹膜积液或积气。

MRI 图像分辨率高、清晰，对胃底憩室的显示较好，特别是对胃黏膜及周围间隙及结构的显示优于 CT。MRCP 能够发现并诊断十二指肠憩室，特征性表现为肠外囊袋状影，内含气液平面，具有较高的诊断准确性，但完全液性或气性憩室需与胰腺囊性占位鉴别。MRCP 还有助于胰胆管疾病的检查，对 ERCP 及内镜下治疗有指导意义。

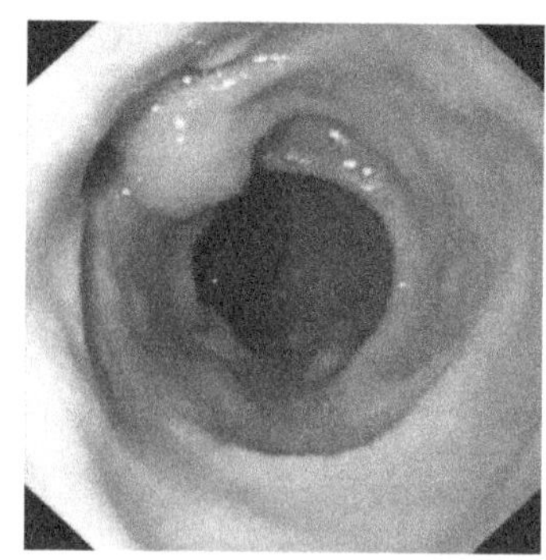

图 4-3　十二指肠乳头旁憩室(乳头旁憩室)内镜表现

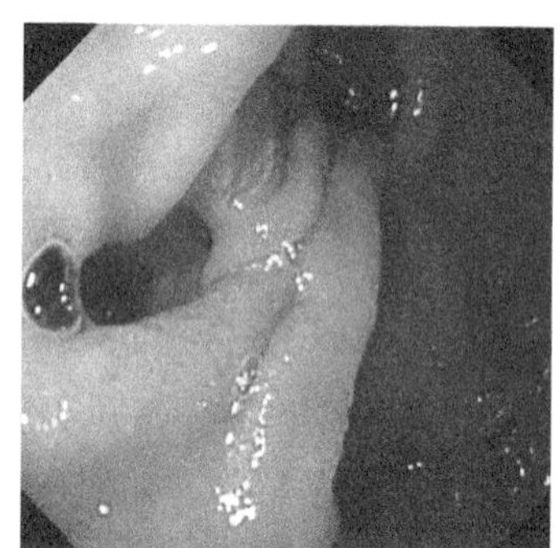

图 4-4　十二指肠乳头旁憩室(憩室内乳头)内镜表现

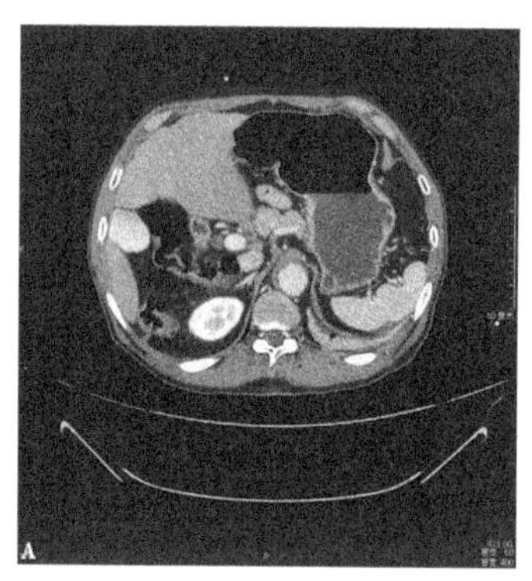

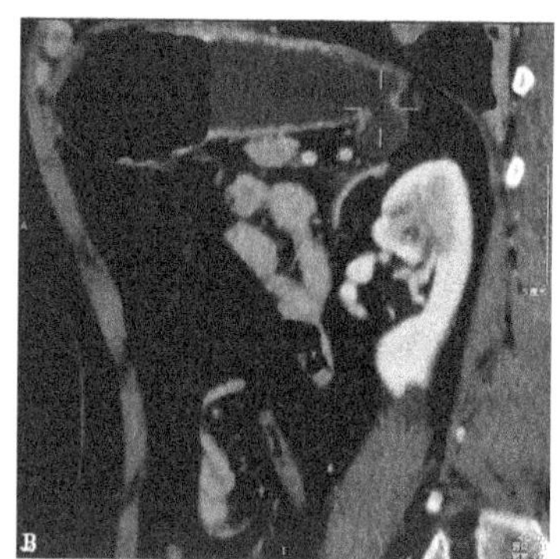

图 4-5　胃憩室 CT 表现

A.轴位连续层面;B.多平面重组

## 五、诊断与鉴别诊断

胃、十二指肠憩室无特异性临床症状,诊断有赖于 X 线钡餐检查和内镜检查。

胃憩室主要与胃溃疡相鉴别,一般而言胃憩室多有明显的狭颈、大小形态可变及内有黏膜伸入、好发于胃底、贲门附近等特点，据此与胃良性溃疡相鉴别。胃小弯角切迹附近是胃溃疡的好发部位，发生于此处的憩室尤其是较大的憩室需与穿透性溃疡、胃癌相鉴别。有时胃底憩室还需与胃底间质瘤、左肾上腺区肿物鉴别。

十二指肠憩室需与消化系统常见疾病如急慢性胆囊炎、胆石症、慢性胃炎、消化性溃疡、胰腺炎、胰腺肿瘤等相鉴别。

### 六、治疗

无临床症状或仅有轻微临床症状的胃、十二指肠憩室无须治疗。如果确认临床症状是胃、十二指肠憩室所致，应首先采用非手术治疗，包括饮食调节、体位引流、抑酸、抗炎等，多能缓解。

随着诊疗性 ERCP 的广泛开展，内镜治疗已成为十二指肠乳头旁憩室伴胆胰疾病的新方法，可清除堵塞在憩室内的食物残渣或异物，还能解除憩室引起的胆道下端狭窄，清理结石，畅通引流，减少胆胰疾病复发。

如临床症状不改善，X 线检查证实憩室口较小，引流不畅，有大出血或穿孔等并发症者或不能除外恶性病变者，则需要手术治疗。

内科综合治疗无效或合并严重并发症，需要手术治疗。手术适应证有：①由憩室引起的消化道临床症状经非手术治疗无效者；②憩室有出血、坏疽及穿孔；③憩室癌变；④十二指肠憩室引起胆道、十二指肠、胰管梗阻。手术方式取决于外科适应证及憩室部位，包括憩室切除术、憩室内翻缝合术、憩室旷置术及憩室成形术等。

## 第四节　肥厚性幽门狭窄

肥厚性幽门狭窄是常见疾病，占消化道畸形的第 3 位。早在 1888 年丹麦医师 Hirchsprung 就首先描述了本病的病理特点和临床表现，但未找到有效治疗方法。1912 年 Ramstedt 在前人研究基础上创用幽门肌切开术，从而使病死率明显降低，成为标准术式推行至今。目前手术病死率已降至 1%以下。

依据地理、时令和种族，有不同的发病率。欧美国家较高，在美国每 400 个活产儿中 1 例患此病，非洲、亚洲地区发病率较低，我国发病率为 1/3 000。男性居多，占 90%，男女之比为(4～5)∶1。多为足月产正常婴儿，未成熟儿较少见；第一胎多见，占总病例数的 40%～60%。有家族聚集倾向，母患病，则子女患病可能性增加 3 倍。

## 一、病理解剖

主要病理改变是幽门肌层显著增厚和水肿，尤以环肌为著，纤维肥厚但数量没有增加。幽门部呈橄榄形，质硬有弹性。当肌肉痉挛时则更为坚硬。一般测量长 2.0～2.5 cm，直径 0.5～1.0 cm，肌层厚 0.4～0.6 cm，在年长儿肿块还要大些。但肿块大小与症状严重程度和病程长短无关。肿块表面覆有腹膜且甚光滑，由于血供受压力影响，色泽显得苍白。肥厚的肌层挤压黏膜呈纵形皱襞，使管腔狭小，加上黏膜水肿，以后出现炎症，使管腔更显细小，在尸解标本上幽门仅能通过 1 mm 的探针。细窄的幽门管向胃窦部移行时腔隙呈锥形逐渐变宽，肥厚的肌层逐渐变薄，二者之间无精确的分界。但在十二指肠侧则界限明显，胃壁肌层与十二指肠肌层不相连续，肥厚的幽门肿块类似子宫颈样突入十二指肠。组织学检查见肌层肥厚，肌纤维排列紊乱，黏膜水肿、充血。由于幽门梗阻，近侧胃扩张，胃壁增厚，黏膜皱襞增多且水肿，并因胃内容物滞留，常导致黏膜炎症和糜烂，甚至有溃疡。

肥厚性幽门狭窄病例合并先天畸形相当少见，7%左右。食管裂孔疝、胃食管反流和腹股沟疝是最常见的畸形，但未见有大量的病例报道。

## 二、病因

对幽门狭窄的病因和发病机制至今尚无定论，多年来进行了大量研究，主要有以下几种观点。

### (一)遗传因素

在病因学上起着很重要的作用。发病有明显的家族性，甚至一家中母亲和 7 个儿子同病，且在单卵双胎比双卵双胎多见。双亲中有一人患此病，子女发病率可高达 6.9%。若母亲患病，其子发病率为 19%，其女为 7%；如父亲患病，则分别为 5.5%和 2.4%。研究指出，幽门狭窄的遗传机制是多基因性，既非隐性遗传，亦非伴性遗传，而是由一个显性基因和一个性修饰多因子构成的定向遗传基因。这种遗传倾向受一定的环境因素而起作用，如社会阶层、饮食种类、季节等。发病以春秋季为高，但其相关因素不明。常见于高体重的男婴，但与胎龄的长短无关。

### (二)神经功能

从事幽门肠肌层神经丛研究的学者发现，神经节细胞直至生后 2～4 周才发育成熟。因此，许多学者认为神经节细胞发育不良是引起幽门肌肉肥厚的机制，否定了过去幽门神经节细胞变性导致病变的学说。但也有持不同意见者，其观察到幽门狭窄的神经节细胞数目减少不明显，但有神经节细胞分离、空化等改变，这些改变可能造成幽门肌肥厚。如神经节细胞发育不良是原因，则早产儿发病应多于足月儿，然而二者并无差异。近年研究认为，肽能神经的结构改变和功能不全可能是主要病因之一，通过免疫荧光技术观察到环肌中含脑啡肽和血管活性肠肽神经纤维数量明显减少，应用放射免疫法测定组织中 P 物质含量减少，由此推测这些肽类神经的变化与发病有关。

**(三)胃肠激素**

幽门狭窄患儿术前血清促胃液素升高曾被认为是发病原因之一，经反复实验，目前并不能推断其是幽门狭窄的原因还是后果。近年研究发现血清和胃液中前列腺素浓度增高，由此提示发病机制是幽门肌层局部激素浓度增高使肌肉处于持续紧张状态，而致发病。亦有人对血清胆囊收缩素进行研究，结果无异常变化。近年来研究认为一氧化氮合成酶的减少也与其病因相关。幽门环肌中还原性辅酶Ⅱ阳性纤维消失或减少，NO 合酶明显减少，致 NO 产生减少，使幽门括约肌失松弛，导致胃输出道梗阻。

**(四)肌肉功能性肥厚**

有学者通过细致观察，发现有些出生 7～10 天的婴儿将凝乳块强行通过狭窄幽门管的征象。由此认为这种机械性刺激可造成黏膜水肿增厚。另一方面也导致大脑皮层对内脏的功能失调，使幽门发生痉挛。两种因素促使幽门狭窄形成严重梗阻而出现症状。但亦有持否定意见，认为幽门痉挛首先应引起某些先期症状，如呕吐，而在某些呕吐发作很早进行手术的病例中却发现肿块已经形成，且肥厚的肌肉主要是环肌，这与痉挛引起幽门肌肉的功能性肥厚是不相符的。

**(五)环境因素**

发病率有明显的季节性高峰，以春秋季为主，在活检组织切片中发现神经节细胞周围有白细胞浸润。推测可能与病毒感染有关，但检测患儿及其母亲的血、粪和咽部均未能分离出柯萨奇病毒，检测血清抗体亦无变化，用柯萨奇病毒感染动物亦未见相关病理改变。

## 三、临床表现

症状出现于生后 3～6 周，亦有更早的，极少数发生在 4 个月之后。呕吐是主要症状，最初仅是回奶，接着为喷射性呕吐。开始时偶有呕吐，随着梗阻加重，几乎每次喂奶后都要呕吐。呕吐物为黏液或乳汁，在胃内滞留时间较长则吐出凝乳，不含胆汁。少数病例由于刺激性胃炎，呕吐物含有新鲜或变性的血液。有报道幽门狭窄病例在新生儿高胃酸期发生胃溃疡及大量呕血者，亦有报告发生十二指肠溃疡者。在呕吐之后婴儿仍有很强的觅食欲，如再喂奶仍能用力吸吮。未成熟儿的症状常不典型，喷射性呕吐并不显著。

随呕吐加剧，由于奶和水摄入不足，体重起初不增，继之迅速下降，尿量明显减少，数天排便 1 次，量少且质硬，偶有排出棕绿色便，被称为饥饿性粪便。由于营养不良、脱水，婴儿明显消瘦，皮肤松弛有皱纹，皮下脂肪减少，精神抑郁呈苦恼面容。发病初期呕吐丧失大量胃酸，可引起碱中毒，呼吸变浅而慢，并可有喉痉挛及手足抽搐等症状，以后脱水严重，肾功能低下，酸性代谢产物滞留体内，部分碱性物质被中和，故很少有严重碱中毒者。如今，因就诊及时，严重营养不良的晚期病例已难以见到。

幽门狭窄伴有黄疸，发生率约 2%。多数以非结合胆红素升高为主。一旦外科手术解除幽门梗阻后，黄疸就很快消退。因此，这种黄疸最初被认为是幽门肿块压迫肝外胆管引起，现代研究认为是肝酶不足的关系。高位胃肠梗阻伴黄疸婴儿的肝葡糖醛酸转移酶活性降低，但其不足的确切原因尚不明确。有人认为酶的抑制与碱中毒有关，但失水和碱中毒在幽门梗阻伴黄疸的病例中并不很严重。热能供给不足亦是一种可能原因，与 Gilbert 综合征的黄疸病例相似，在供给足够热量后患儿胆红素能很快降至正常水平。一般术后 5～7 天黄疸自然消退，无须特殊治疗。

腹部检查时将患儿置于舒适体位，腹部充分暴露，在明亮光线下，喂糖水时进行观察，可见胃型及蠕动波。检查者位于婴儿左侧，手法必须温柔，左手置于右胁缘下腹直肌外缘处，以示指和环指按压腹直肌，用中指指端轻轻向深部按摸，可触到橄榄形、光滑质硬的幽门肿块，1～2 cm 大小。在呕吐之后胃空瘪且腹肌暂时松弛时易于扪及。当腹肌不松弛或胃扩张明显时肿块可能扪不到，可先置胃管排空胃，再喂给糖水边吸吮边检查，要耐心反复检查，据经验多数病例均可扪到肿块。

实验室检查发现临床上有失水的婴儿，均有不同程度的低氯性碱中毒，血液 $PCO_2$ 升高，pH 升高和低氯血症。必须认识到代谢性碱中毒时常伴有低钾现象，其机制尚不清楚。小量的钾随胃液丢失外，在碱中毒时钾离子向细胞内移动，引起细胞内高钾，而细胞外低钾，同时肾远曲小管上皮细胞排钾增多，从而造成血钾降低。

## 四、诊断

依据典型的临床表现，见到胃蠕动波、扪及幽门肿块和喷射性呕吐等3项主要征象，诊断即可确定。其中最可靠的诊断依据是触及幽门肿块。同时可进行超声检查或钡餐检查以助明确。

### (一)超声检查

诊断标准包括反映幽门肿块的3项指标：幽门肌层厚度≥4 mm，幽门管长度≥18 mm，幽门管直径≥15 mm。有人提出以狭窄指数(幽门厚度×2÷幽门管直径×100%)>50%作为诊断标准。超声下可注意观察幽门管的开闭和食物通过情况。

### (二)钡餐检查

诊断的主要依据是幽门管腔增长(>1 cm)和管径狭窄(<0.2 cm)，“线样征”。另可见胃扩张，胃蠕动增强，幽门口关闭呈“鸟喙状”，胃排空延迟等征象。有报道随访复查幽门环肌切开术后的病例，这种征象尚可持续数天，以后幽门管逐渐变短而宽，然而有部分病例不能恢复至正常状态。术前患儿钡餐检查后须经胃管洗出钡剂，用温盐水洗胃以免呕吐而发生吸入性肺炎。

## 五、鉴别诊断

婴儿呕吐有各种病因，应与下列各种疾病相鉴别，如喂养不当、全身性或局部性感染、肺炎和先天性心脏病、颅内压增加的中枢神经系统疾病、进展性肾脏疾病、感染性胃肠炎、各种肠梗阻、内分泌疾病及胃食管反流和食管裂孔疝等。

## 六、治疗

### (一)外科治疗

采用幽门环肌切开术是最好的治疗方法，疗程短，效果好。术前必须经过24～48小时的准备，纠正脱水和电解质紊乱，补充钾盐。营养不良者给静脉营养，改善全身情况。手术是在幽门前上方无血管区切开浆膜及部分肌层，切口远端不超过十二指肠端，以免切破黏膜，近端则应超过胃端以确保疗效，然后以钝器向深层划开肌层，暴露黏膜，撑开切口至5 mm以上宽度，使黏膜自由膨出，局部压迫止血即可。目前采用脐环内弧形切口和腹腔镜完成此项手术已被广泛接受和采纳。患儿术后进食在翌晨开始为妥，先进糖水，由少到多，24小时渐进奶，2～3天加至足量。术后呕吐大多是饮食增加太快的结果，应减量后再逐渐增加。

长期随访报道患儿术后胃肠功能正常，溃疡病的发病率并不增加；而X线复查见成功的幽门肌切开术后有时显示狭窄幽门存在7～10年之久。

### （二）内科治疗

内科疗法包括细心喂养的饮食疗法，每隔2～3小时1次饮食，定时温盐水洗胃，每次进食前15～30分钟服用阿托品类解痉剂等3方面结合进行治疗。这种疗法需要长期护理，住院2～3个月，很易遭受感染，效果进展甚慢且不可靠。目前美国、日本有少数学者主张采用内科治疗，尤其对不能耐受手术的特殊患儿，保守治疗相对更安全。近年提倡硫酸阿托品静脉注射疗法，部分病例有效。

# 第五节　溃疡性幽门梗阻

## 一、概述

溃疡发生于幽门部或十二指肠球部，容易造成幽门梗阻。有暂时性和永久性两种同时存在。约有10%的溃疡患者并发幽门梗阻。梗阻初期，胃内容物排出发生困难，引起反射性胃蠕动增强，到了晚期，代偿功能不足，肌肉萎缩，蠕动极度微弱，胃形成扩张状态。

## 二、病理分型及病理生理

### （一）溃疡病并发幽门梗阻分型

1.痉挛性梗阻

幽门附近溃疡，刺激幽门括约肌反射性痉挛所致。

2.炎症水肿性梗阻

幽门区溃疡本身炎症水肿。

3.瘢痕性梗阻

瘢疡胼胝硬结，溃疡愈后瘢痕挛缩。

4.粘连性梗阻

溃疡炎症或穿孔后引起粘连或牵拉。

前两种梗阻是暂时性或是反复发作，后两种梗阻是永久性，必须施手术治疗。

### （二）病理生理

梗阻初期，为了克服梗阻，胃蠕动加强，胃壁肌肉呈相对地肥厚，胃轻度扩张。到梗阻晚期代偿功能减退，胃蠕动减弱，胃壁松弛。因而胃扩张明显。长期有大量胃内容物潴留，黏膜受到刺激，而发生慢性炎症，又将加重梗阻，因而形成恶性循环。由于长期不能进食，反而经常发生呕吐，造成水电解质失调和严重的营养不良。大量氢离子和氯离子随胃液吐出，血液中氯离子降低；碳酸氢根离子增加，造成代谢性碱中毒。钾除呕吐丢失外，随尿大量排出，可以出现低血钾。因此，低钾低氯性碱中毒在幽门梗阻患者中较为多见。

## 三、临床表现

### （一）呕吐

呕吐是幽门梗阻的突出症状，其特点是呕吐多发生在下午或晚上，呕吐量大，一次可达 1 L 以上，呕吐物为郁积的食物，伴有酸臭味，不含胆汁。呕吐后感觉腹部舒服，因此患者常自己诱发呕吐，以缓解症状。

### （二）胃蠕动波

腹部可隆起的胃型，有时见到胃蠕动波，蠕动起自左肋弓下，行向右腹，甚至向相反方向蠕动。

### （三）振水音

扩张内容物多，用手叩击上腹时，可闻及振水音。

### （四）其他

尿少、便秘、脱水、消瘦，严重时呈现恶病质。口服钡剂后，钡剂难以通过幽门。胃扩张、蠕动弱、有大量空腹潴留液，钡剂下沉，出现气、液、钡 3 层现象。

## 四、诊断

有长期溃疡病史的患者和典型的胃潴留及呕吐症状，必要时需进行 X 线或胃镜检查，诊断不致困难。需要与下列疾病相鉴别。

（1）活动期溃疡所致幽门痉挛和水肿有溃疡病疼痛症状，梗阻为间歇性，呕吐虽然很剧烈，但胃无扩张现象，呕吐物不含宿食。经内科治疗梗阻和疼痛症状可缓解或减轻。

（2）胃癌所致的幽门梗阻病程较短，胃扩张程度较轻，胃蠕动波少见。晚期上腹可触及包块。X 线钡剂检查可见胃窦部充盈缺损，胃镜取活检能确诊。

（3）十二指肠球部以下的梗阻性病变如十二指肠肿瘤、环状胰腺、十二指淤滞症均可引起十二指肠梗阻，伴呕吐，胃扩张和潴留，但其呕吐物多含有胆汁。X 线钡剂或内镜检查可确定梗阻性质和部位。

## 五、治疗

### （一）非手术疗法

幽门痉挛或炎症水肿所致梗阻，应以非手术治疗。方法是胃肠减压，保持水电解质平衡及全身支持治疗。

### （二）手术疗法

幽门梗阻和非手术治疗无效的幽门梗阻应视为手术适应证。手术的目的是解除梗阻，使食物和胃液能进入小肠，从而改善全身状况。常用的手术方法如下。

1.胃空肠吻合术

方法简单，近期效果好，病死率低，但由于术后吻合溃疡发生率很高，故现在很少采用。但对于老年体弱，低胃酸及全身情况极差的患者仍可考虑选用。

2.胃大部切除术

患者一般情况好，在我国为最常用的术式。

3.迷走神经切断术

迷走神经切断加胃窦部切除术或迷走神经切断加胃引流术，对青年患者较适宜。

4.高选择性迷走神经切断术

近年有报道高选择性迷走神经切除及幽门扩张术，取得满意效果。

幽门梗阻患者术前要做好充分准备。术前2～3天行胃肠减压，每天用温盐水洗胃，减少胃组织水肿。输血、输液及改善营养，纠正水、电解质紊乱。

# 第六节　胃　　癌

胃癌是来源于胃黏膜上皮的恶性肿瘤，占胃恶性肿瘤的90%～95%。我国是胃癌的高发地，发病率居全身各种恶性肿瘤的第2位，消化道肿瘤的首位，年死亡率居各种恶性肿瘤的首位，而且目前仍呈上升趋势。

## 一、病因

### （一）癌前期疾病与病变

胃癌的发生与胃的良性慢性疾病和胃黏膜上皮异型增生有关。

1.慢性萎缩性胃炎

慢性萎缩性胃炎由于胃酸低下或缺乏，有利于胃内细菌的繁殖，增加了胃内致癌物质的浓度。常伴有肠上皮化生，并可出现非典型增生，继而发生癌变。

2.胃息肉

腺瘤性息肉的癌变率为 9%～59%，特别是直径超过 2 cm 者。增生性息肉是以胃黏膜上皮增生为主的炎性病变，很少恶变。

3.胃溃疡

虽可癌变，但恶变率并不高。以往不少被诊断为胃溃疡癌变的患者，其实是癌性溃疡，经药物治疗后症状暂时消失，甚至溃疡也能缩小、愈合，以致被误认为良性胃溃疡。

4.胃大部切除术后残胃

因良性病变行胃切除 15～20 年后残胃发生胃癌的危险性增加 2～6 倍；间隔时间越长，发病率越高。大多数病例发生在 Billroth Ⅱ式吻合术后。

5.胃巨皱襞症

癌变率约为 10%。

6.恶性贫血

恶性贫血者发生胃癌的风险较正常人高 4 倍。

7.胃黏膜上皮异型增生

胃黏膜上皮异型增生是主要的癌前病变。分轻度、中度和重度 3 级，重度异型增生易与高分化腺癌混淆。有重度异型增生者 70%～80%的患者可能发展成胃癌。

**(二)流行病学因素**

1.幽门螺杆菌感染

幽门螺杆菌是慢性活动性胃炎的病原菌和消化性溃疡的重要致病因子，还可能是胃癌的协同致癌因子，胃癌发病率与幽门螺杆菌感染率有平行关系。目前认为幽门螺杆菌感染是胃癌发病危险增加的标志，尤与肠型胃癌发病关系密切。幽门螺杆菌感染→慢性浅表性胃炎→慢性萎缩性胃炎→肠上皮化生及异型增生→肠型胃癌，此演变过程已经明确。

2.化学致癌物质

亚硝胺类化合物（N-亚硝基化合物）及多环芳香烃类化合物是强烈的致癌物质。

3.遗传因素

胃癌有家族集聚性。

4.饮食和环境因素

饮食习惯在胃癌发生中有重要影响。高盐饮食可损伤胃黏膜，对胃癌的发生与发展起促进作用，新鲜水果、蔬菜和牛奶富含维生素C和β胡萝卜素，可抑制胃内致癌物质形成、保护胃黏膜。外界环境因素如土壤、水质主要通过食物链进入人体对胃癌的发生产生影响。

5.微量元素

饮食中镍、铅含量增高与胃癌的发病率呈正相关；硒则能抑制某些致癌物质的致癌作用，血清硒的降低与胃癌的发病率呈正相关。

6.社会经济状况

流行病学调查发现，胃癌的发生和发展与社会经济状况有关，社会经济状况低的阶层胃癌发病率高、死亡率高。

### （三）癌基因与抑癌基因

胃癌的发生和发展是化学、物理和生物等多种因素参与的多阶段、多步骤的演变过程，涉及多种癌基因与抑癌基因的异常改变，是多基因变异积累的结果。癌基因的激活和/或抑癌基因的失活使细胞生长发育失控、功能紊乱，最终导致细胞增殖和分化的失衡而形成肿瘤。

## 二、病理

### （一）大体类型

1.早期胃癌

癌变局限于黏膜或黏膜下层者，不论病灶大小、有无淋巴结转移均为早期胃癌，近年又称为Borrmann 0型。早期胃癌主要见于胃的远端，肉眼形态分3型。①Ⅰ型：隆起型，癌灶隆起高度大于正常黏膜2倍，约突出胃黏膜表面5 mm以上。②Ⅱ型：浅表型，癌灶微隆与低陷在5 mm以内，有3个亚型：Ⅱa型浅表隆起型，癌灶隆起高度小于正常黏膜2倍，Ⅱb型浅表平坦型，Ⅱc浅表凹陷型，其中Ⅱc型最为常见。③Ⅲ型：凹陷型，病变从胃黏膜表面凹陷深度超过5 mm。此外还有混合型，即单个癌灶有1个以上的基本类型，如Ⅱa+Ⅱc，Ⅱa+Ⅱc+Ⅲ等。癌灶直径0.6～1.0 cm和＜0.5 cm的早期胃癌分别称为小胃癌和微小胃癌。早期胃癌多中心性病灶不少见，占早期胃癌的6%～10%，这些病灶常是小胃癌或微小胃癌。早期胃癌的5年生存率在70%～95%，主要影响因素是淋巴结是否转移。

2.进展期胃癌

癌变超过黏膜下层，浸润达肌层或浆膜，又称中、晚期胃癌。一般把癌组织浸润肌层称为中期胃癌，超出肌层称为晚期胃癌。依据肿瘤在黏膜面的形态和胃壁内浸润方式，Borrmann 分型法将其分为 4 型。①Borrmann Ⅰ型（结节蕈伞型）：肿瘤呈结节、息肉状，表面可有浅溃疡，主要向胃腔内生长，切面边界清楚，生长慢，向深部组织浸润和转移较晚，此型最少见，预后佳；②Borrmann Ⅱ型（溃疡限局型）：溃疡较深，边缘略隆起呈环堤样改变，肿块较限局，周围浸润不明显，切面边界清楚，易发生穿孔、出血，易向深部侵入淋巴管，此型最常见；③Borrmann Ⅲ型（溃疡浸润型）：溃疡底较大，边缘不整齐，癌组织向周围及深部浸润明显，切面边界不清楚，此型较常见；④Borrmann Ⅳ型（弥漫浸润型）：癌组织沿胃壁各层弥漫性浸润生长，胃壁增厚变硬，黏膜皱襞消失，有时伴浅溃疡，累及全胃时整个胃壁僵硬，胃腔狭窄，如皮革状，称皮革胃；恶性程度最高，发生淋巴转移早。全国胃癌协作组提出分为 9 型：结节蕈伞型、盘状蕈伞型、局部溃疡型、浸润溃疡型、局部浸润型、弥漫浸润型、表面扩散型、混合型和多发癌。进展期胃癌常有淋巴、远处转移或邻近组织器官的播散。

**（二）组织学类型**

1.WHO 分型法

依据肿瘤的组织结构、细胞性状和分化程度分为如下类型：①乳头状腺癌：癌细胞常呈高柱状，形成大型腺管，表面有明显的乳头状突起，多数为早期癌；②管状腺癌：癌细胞呈低柱状或立方状，形成小型或较大腺管；③低分化腺癌：可呈髓样癌、单纯癌、硬癌和索状癌等结构，癌细胞以立方形为主，呈单层或多层排列，有形成不规则腺管或腺泡的倾向；④黏液细胞（印戒细胞）癌：癌细胞呈圆形，胞质内含不等量黏液，有些黏液量较多将核挤压于一侧，形成新月状或印戒状；⑤黏液腺癌：癌细胞产生大量黏液，排出细胞外在间质中聚集成黏液池，癌细胞可漂浮于大片黏液之中；⑥未分化癌：癌细胞呈卵圆形或多边形，弥漫成片，与恶性淋巴瘤相似，但有成巢或条索状排列的倾向；⑦特殊型癌，包括腺鳞癌、鳞状细胞癌、类癌、小细胞癌（神经内分泌癌）等。

2.芬兰 Lauren 分型法

将胃癌分为 2 型：肠型和弥漫型，这种分类法具有流行病学特点，有助于判断预后。①肠型胃癌：为胃癌高发地区主要的组织形态，多见于老年，往往有较长期的癌前病变过程，以胃窦和贲门居多，局限生长，边界清楚，分化好，恶性程度较低，预后较好；②弥漫型胃癌：为胃癌低发病率地区主要的组织形态，多见于青中年，以胃体居多，浸润生长，边界不清，分化差，恶性程度较高，淋巴结侵犯和腹腔内转移更常见，预后不良。

3.Ming 生长方式分型

(1)膨胀型：癌细胞聚集成团块状，膨胀式生长，与周围组织界限比较清楚，多为分化高的腺癌。

(2)浸润型：癌细胞散在生长或呈条索状向周围浸润，与周围组织分界不清，以分化差的癌多见。

(3)中间型：难以划分膨胀型或浸润型，或两种类型并存于同一肿瘤。膨胀型预后最佳，中间型次之，浸润型最差。

**(三)癌肿部位**

胃癌好发于胃窦和幽门部，约占 50%。发生在贲门部和胃食管连接部者近年来呈明显上升趋势。10%～15%的胃癌呈弥漫型(皮革胃)，小弯部较大弯部常见。

## 三、临床表现

**(一)症状**

早期胃癌多无明显症状，随病情发展可出现一些非特异性上消化道症状，类似胃炎或胃溃疡，包括上腹部饱胀不适或隐痛、消化不良、返酸、嗳气、恶心，偶有呕吐、黑便等。进展期胃癌除上述症状外，还可发生梗阻及上消化道出血。病灶位于贲门部可发生进行性吞咽困难。病灶位于幽门部可出现幽门梗阻症状，表现为食后上腹部饱胀、呕吐宿食。上消化道出血的发生率为 30%，表现为黑便或呕血，多数为慢性小量出血，可自行停止，但多有反复出血，大出血的发生率为 7%～9%，但有大出血并不意味着肿瘤已属晚期。胃癌常伴有胃酸低下或缺乏，约有 10%患者出现腹泻，多为稀便，每天 2～4 次。多数进展期胃癌有厌食、消瘦、乏力等全身症状，严重者常伴有贫血、下肢水肿、发热、恶病质等。上腹部疼痛和体重下降是最常见的症状，发生率可达 95%和 62%，肿瘤侵及胰腺或后腹壁腹腔神经丛时出现上腹部持续性剧痛并可放射至腰背部，贲门或食管胃连接部肿瘤可有胸骨后或心前区疼痛。约 10%的患者就诊时已有转移性症状，包括锁骨上或盆腔淋巴结肿大、腹水、黄疸或肝大。

**(二)体征**

早期胃癌多无明显体征，大多数体征是中、晚期胃癌的表现。部分患者上腹部有轻度压痛，位于幽门窦或胃体的进展期胃癌有时可扪及肿块，常呈结节状，质地硬。肿瘤浸润邻近脏器或组织时，肿块常固定，不能推动，提示手术切除可能性小。女性患者于中下腹部扪及可推动的肿块常提示为 Krukenberg 瘤可能。发生肝转移时，有时能在肿大的肝脏中触及结节状肿块。肝十二指肠韧带、胰十二指肠后淋巴结转移或原发灶直接浸润压迫胆总管时，可出现梗阻性黄疸。有幽门梗阻者上腹部可见胃蠕动波并可闻及震水音。胃癌经肝圆韧带转移至脐部时在脐孔处可触及质硬结节，经胸导管转移可出现左锁骨上淋巴结肿大。晚期胃癌有盆腔种植时直肠指检于膀胱（子宫）直肠窝内可触及结节，有腹膜转移时出现腹水。小肠或系膜转移使肠腔缩窄、胃癌腹膜腔播散造成肠道粘连可导致部分或完全性肠梗阻，溃疡型癌穿孔可导致弥漫性腹膜炎，亦可浸润邻近空腔脏器形成内瘘。以上各种体征大多提示肿瘤已属晚期，往往已丧失治愈机会。

**（三）发展与转归**

胃癌一经发生，癌细胞即不断增殖并向周围组织浸润扩展或向远处播散转移，引起全身组织器官的衰竭而导致死亡。进展期胃癌的自然病程为 3～6 年，其发展的快慢主要取决于肿瘤的生物学行为及患者的免疫状态。一般来说，肿瘤呈团块状浸润或膨胀性生长者，淋巴结转移率较低，机体的免疫功能较强；而肿瘤呈浸润性生长者，淋巴结转移率较高，癌周免疫活性细胞反应不明显。因此，胃癌的转归与其类型、生物学行为、机体的免疫功能以及治疗方法等因素密切相关。

## 四、转移途径

**（一）直接浸润**

直接浸润指肿瘤细胞沿组织间隙向四周的扩散，是胃癌扩散的主要方式之一。

（1）癌细胞最初局限于黏膜层，逐渐向纵深浸润发展，穿破浆膜后，直接侵犯大小网膜、肝、胰、横结肠、脾、腹壁等邻近组织脏器，是肿瘤切除困难和不能切除的主要原因。胃癌的浸润深度与预后关系密切。

（2）癌组织突破黏膜肌层侵入黏膜下层后，可沿黏膜下淋巴网和组织间隙向周围直接蔓延，直接蔓延部位与胃癌部位有关。由于胃贲门和食管的黏膜下淋巴管相通，贲门胃底癌常向上侵及食管引起吞咽困难，浸润距离可达 6 cm。胃窦部癌向十二指肠蔓延主要是经由肌肉层直接浸润或经由浆膜下层淋巴管，因此胃癌浸润至十二指肠的病例较少见，而且大多不超过幽门下 3 cm。

（3）胃癌向胃壁浸润时，可侵入血管、淋巴管，形成癌栓。淋巴管有癌栓形成易有淋巴结转移，血管有癌栓形成易引起器官转移。

### (二)淋巴转移

淋巴转移是指肿瘤细胞通过淋巴管向外播散的过程，是胃癌的主要转移途径。胃癌的浸润深度与淋巴结转移频度有明显的正相关关系，早期胃癌的淋巴结转移率为3.3%～34%，多在10%左右；进展期胃癌的淋巴结转移率达48%～89%，其中第1站淋巴结转移占74%～88%，有第2站以上淋巴结转移的为10%～20%。淋巴结转移的部位和程度与胃癌的部位、大小及组织学类别都有关系。

胃癌的淋巴结转移是以淋巴引流方向、动脉分支次序为分站的原则，并在此基础上根据原发肿瘤的不同部位，从胃壁开始由近及远将胃的区域淋巴结进行分组分站。胃癌细胞一般由原发部位经淋巴管网向紧贴胃壁的局部第1站淋巴结转移；进一步可伴随支配胃的血管，沿血管周围淋巴结向心性转移，为第2站转移；然后再向更远的第3站、第4站转移。转移率由近至远依次递减，最后汇集至腹主动脉周围，习惯上用$N_1$、$N_2$、$N_3$、$N_4$表示。淋巴转移既可是如上述的逐步转移，亦可有跳跃式转移，即第1站无转移而第2站有转移或未经过第2站就直接转移到了第3、第4站。恶性程度较高或较晚期的胃癌可经胸导管转移到左锁骨上淋巴结(Virchow淋巴结)，或经肝圆韧带转移到脐周淋巴结(Sister MaryJoseph淋巴结)。进展期胃癌的胃周淋巴结转移与预后显著相关。

将胃大、小弯各3等分，连接其相应点，可将胃分成3区，即上区(胃底贲门，C或U)、中区(胃体，M)和下区(胃窦，A或L)，食管和十二指肠分别以E、D表示。胃癌浸润仅限于1区者分别以C、M、A表示，如癌浸润2个分区或2个分区以上则以主要部位在前，次要部位在后表示，如AM、MC或MAC；贲门癌累及食管下端时以CE表示，胃窦癌累及十二指肠则以AD表示。

### (三)血行转移

血行转移是指癌组织浸润破坏局部血管，癌细胞进入血流向远处播散形成新的肿瘤病灶的过程。胃癌晚期常发生血行转移。以肝转移最多见，主要是通过门静脉转移。其他依次为肺、胰、肾上腺、骨、肾、脑、脾、皮肤、甲状腺、扁桃体及乳腺。

### (四)腹膜种植性转移

癌细胞穿破浆膜后，游离的癌细胞可脱落、种植于腹膜及其他脏器的浆膜面形成种植性转移，广泛播散可形成血性腹水。累及器官依次为卵巢、膈肌、肠、腹膜壁层、胆道，盆腔种植为8.6%。癌细胞腹膜种植或血行转移至卵巢称为Krukenberg瘤，可为黏液细胞癌、低分化腺癌或管状腺癌，往往为双侧性。癌细胞脱落至直肠前窝(Douglas 窝),直肠指检可触及肿块。

## 五、诊断

早期发现、早期诊断、早期治疗是提高胃癌治疗效果的关键。但胃癌的早期诊断困难,85%～90%的病例一经确诊即属中、晚期胃癌。

### (一)X 线钡餐检查

X 线钡餐检查是胃癌早期诊断的主要手段之一,具有重要的定位和定性诊断价值,可以确定病灶的位置、形态、浸润范围,有助于术前评估手术切除的范围和术式。

1.早期胃癌

X 线气钡双重对比造影可观察胃黏膜微细改变,包括局限性隆起、胃小区和胃小凹的破坏消失、浅在龛影、周围黏膜中断和纠集等。早期胃癌的 X 线表现可分 4 型。①隆起型(Ⅰ型):肿瘤向腔内凸起形成充盈缺损,外形不整齐;②浅表型(Ⅱ型):X 线表现为不规则的轻微隆起或凹陷,包括浅表隆起型(Ⅱa)、浅表平坦型(Ⅱb)、浅表凹陷型(Ⅱc)3 个亚型;③凹陷型(Ⅲ型):肿瘤呈浅溃疡改变,X 线表现为大小不等的不规则龛影,边缘呈锯齿状;④混合型。

2.进展期胃癌

可表现为不规则充盈缺损或腔内龛影、黏膜中断、破坏、胃腔狭窄、胃壁僵硬、蠕动消失。进展期胃癌的 X 线表现与大体病理分型有密切关系,大致可分为 4 种类型。①增生型:肿瘤呈巨块状,向腔内生长为主,X 线表现为不规则充盈缺损、病灶边缘多清楚、胃壁僵硬蠕动差;②浸润型:肿瘤沿胃壁浸润生长,X 线表现为黏膜紊乱、破坏,胃腔狭窄、胃壁僵硬蠕动消失,严重者呈皮革胃改变;③溃疡型:肿瘤向胃壁生长,中心坏死形成溃疡,X 线表现为不规则腔内龛影;④混合型。

### (二)纤维胃镜检查

纤维胃镜检查是目前胃癌定性诊断最准确有效的方法,可直接观察黏膜色泽改变,局部黏膜隆起、凹陷和糜烂,肿块或溃疡的部位、范围和大体形态,胃的扩张度等。多点取材与组织学检查联合应用,可使诊断准确率达 95%。对病变的定位不如 X 线钡餐精确。

### (三)超声诊断

1.腹部 B 超检查

随着饮水充盈胃腔方法及胃超声显像液的应用,B 超用于胃癌的诊断日益受到重视。B 超将胃壁结构分为 5 层,可显示胃壁增厚、隆起、蠕动减缓甚至消失，肿瘤低回声或等回声，局部黏膜中断，并判断肿瘤对胃壁浸润的深度和广度；对胃外肿块可在其表面见到增厚的胃壁，对黏膜下肿块则在其表面见到1～3层胃壁结构，可鉴别胃平滑肌肿瘤；可判断胃癌的胃外侵犯及肝、淋巴结的转移情况。

2.胃镜超声检查

在观察内镜原有图像的同时，又能观察到胃壁各层次和胃邻近脏器的超声图像，判断胃壁浸润的深度以及邻近器官受侵和淋巴结转移情况。同时也能在超声引导下通过胃镜进行深层组织和胃外脏器穿刺，达到组织细胞学诊断及明确胃周围肿大淋巴结有无转移的目的，有助于胃癌的术前临床分期（cTNM）。胃镜超声对胃癌T分期的准确率为80%～90%，N分期为65%～70%，与分子生物学、免疫组化、胃癌组织血管计数等技术相结合，对胃癌的分期诊断及恶性度可进行综合判断。

**（四）CT检查**

CT诊断胃癌的最常见征象是胃壁增厚、肿块，并可显示肿瘤累及胃壁的范围和浸润深度、邻近组织器官侵犯以及有无转移等。胃壁增厚的范围从0.5～4.0 cm，超过2 cm可确定为恶性。CT检查能准确分辨直径大于1 cm的淋巴结、直径大于2 cm的肝脏病变和受侵的邻近组织器官。几乎所有的胃癌患者都可以进行此项检查，对术前判断肿瘤能否切除有重要价值。根据CT所见可将胃癌分为4期：Ⅰ期，腔内肿块，无胃壁增厚；Ⅱ期，胃壁增厚超过1 cm，无直接扩散和转移征象；Ⅲ期，胃壁增厚，伴有直接扩散至胃周围脂肪层或邻近脏器，局部有或无淋巴结肿大，无远处转移；Ⅳ期，有远处转移。CT所见胃癌淋巴结可分为3组。1组：贲门旁，胃大小弯，幽门上下。2组：脾门，脾动脉，肝总动脉，胃左动脉。3组：腹腔动脉旁，腹主动脉和肠系膜血管根部。第3组淋巴结累及时，手术不能根治。

## 六、治疗

治疗原则：①根治性手术切除是目前唯一有可能治愈胃癌的方法，诊断一旦确立，只要患者全身及局部解剖条件许可，应争取及早手术治疗。②中晚期胃癌由于存在亚临床转移灶而有较高的复发及转移率，必须积极地辅以术前、后的化疗、放疗及生物治疗等综合治疗以提高疗效；综合治疗方法应根据病期、肿瘤的生物学特性及患者的全身状况综合考虑，选择应用。③如病期较晚或心、肺、肾等主要脏器有严重并发症而不能根治性切除，应视具体情况争取作原发灶的姑息性切除，以利进行综合治疗。④对无法切除的晚期胃癌，应积极采用综合治疗，多能取得改善症状、延长生命的效果。⑤应根据局部病灶特点及全身状况，按照胃癌的分期及个体化原则制定治疗方案。

综合治疗方案选择原则。①早期胃癌：无淋巴结转移的早期胃癌（Ⅰa期），原发病灶切除后一般不需辅助治疗；有淋巴结转移者须行辅助化疗。②进展期胃癌：争取做根治性切除手术；对临床估计为Ⅲ期，尤其肿瘤较大、细胞分化较差者可行术前化疗或放疗，以提高手术切除率和术后疗效；所有进展期胃癌，尤其是浆膜面有明显浸润者应行术中腹腔内化疗；所有进展期胃癌，无论根治性切除或姑息性切除，术后均应进行辅助化疗；有条件者可对已做根治切除的Ⅱ、Ⅲ期胃癌行术中放疗；行姑息性切除者可于残留癌灶处以银夹标记定位，术后局部放疗。

**（一）外科治疗**

外科手术是治疗胃癌的主要手段，根据切除肿瘤的程度分为根治性手术和姑息性手术。根据病灶的位置、大小、大体形态选择合理的手术方式，施行彻底的淋巴结清除是提高疗效的重要环节。手术范围包括整块切除原发肿瘤和超越已有转移站别的淋巴结清除，根治程度取决于胃及其周围淋巴结的切除范围。胃切除和淋巴结清除范围以 D(dissection)表示，可分为 $D_0$～$D_4$ 共 5 级：$D_0$ 指姑息性手术，未能完全切除胃周淋巴结；$D_1$ 表示完全切除胃周第 1 站淋巴结；$D_2$ 表示完全切除第 2 站淋巴结；$D_3$ 表示完全切除第 3 站淋巴结；$D_4$ 是在 $D_3$ 的基础上切除腹主动脉旁淋巴结；$D_n$ 切除表示根据原发肿瘤的部位切除相应站别的淋巴结。

1.手术指征、术式选择

(1)手术指征：凡临床检查无明显转移征象，各重要脏器无明显器质性病变，估计全身营养状态、免疫功能能耐受麻醉和手术者，均应考虑根治性手术。即使有远处转移，但患者伴有梗阻、出血、穿孔等严重并发症而一般情况尚能耐受手术者，亦应进行姑息性切除，以缓解症状、减轻痛苦。但对于无梗阻、出血而有锁骨上和腹股沟淋巴结肿大、广泛的肝转移、脐周淋巴结肿大、盆腔包块等患者不应手术探查。

(2)早期胃癌的术式选择。①胃切除范围：早期胃癌手术治疗的复发率为2.7%～9%，其中切缘有癌残留为失败原因之一。由于早期胃癌在开腹探查时胃浆膜面无病灶可见，而且病灶微小或浅表，术者常无法扪摸清楚病灶的部位及范围，因此需手术前用胃镜行色素涂布或于胃壁内注射色素加以标记，或胃镜检查仔细描述病灶大小以及病灶上、下缘距贲门、幽门的距离，以供术者作为确定切除线的依据。一般对分化型癌要求切缘距病灶至少 3 cm，未分化癌 5 cm。如疑有多发癌或浅表扩散型早期胃癌可能者，应做冰冻切片检查，以确保切缘无癌残留。②淋巴结清除范围：由于术时较难确定有无局部淋巴结转移，多数学者认为早期胃癌应作 $D_2$ 根治术，但亦可根据病灶情况做恰当的改良，对仅浸润黏膜层早期胃窦部癌，做以胃左动脉干淋巴结清除为中心的选择性 $D_2$ 根治术已足够。

(3)进展期胃癌的术式选择。①胃切除范围：贲门癌行近端胃次全切除时，下切缘距肿瘤边缘至少5 cm处断胃，上切缘切除 4～5 cm 食管下段，如癌累及食管下端，则应在肿瘤上缘 5 cm 处切断食管。幽门部癌行远端胃次全切除时，上切缘距肿瘤上方至少 5 cm 处断胃，下切缘应切除 3～4 cm 十二指肠。病灶浸润范围超过 2 个分区、皮革胃、贲门癌累及胃体或有远隔部位淋巴结转移者，如贲门癌有幽门上淋巴结转移、幽门部癌有贲门旁淋巴结转移均为全胃切除指征。②淋巴结清除范围：进展期胃癌至少应做 $D_2$ 根治术。凡有 $N_3$ 转移者应做 $D_3$ 以上根治术，包括结扎切断腹腔动脉以彻底清除其周围淋巴结的 Appleby 式手术。

2.根治性手术

根治性手术是指将原发肿瘤连同转移淋巴结及受浸润的周围组织一并切除，从而有可能治愈的切除手术。根治的标准包括 3 个方面：远近切缘无肿瘤残留；淋巴结清除超越已有转移的淋巴结站别(D>N)；邻近组织器官无肿瘤残留。

(1)远端胃次全切除术：胃下区及部分病灶较小的胃体远端癌适于做远端胃次全切除术。上腹正中切口，进入腹腔后先探查肝脏、盆腔有无转移或种植灶，最后探查原发灶及区域淋巴结情况。手术步骤：自横结肠缘分离大网膜、结肠系膜前叶及胰腺包膜至胰腺上缘，探查、清除 No15、14 组淋巴结；根部切断结扎胃网膜右动、静脉，清除 No6 幽门下淋巴结、No4d 胃大弯淋巴结；分离结肠肝曲，Kocher 切口切开十二指肠降部外侧腹膜，将十二指肠、胰头内翻，显露下腔静脉，清除 No13 胰头后淋巴结；切开脾结肠韧带，切断结扎胃网膜左动、静脉，分离脾胃韧带，切断结扎最后 2～3 支胃短动脉，清除 No4s 胃大弯淋巴结；显露脾门，沿胰尾上缘探查脾动脉周围，如有 No10 脾门淋巴结、No11 脾动脉干淋巴结肿大则一并清除；于幽门下 3～4 cm 切断十二指肠，近肝缘切开肝十二指肠韧带前叶及小网膜，清除肝固有动脉及胆总管旁脂肪、淋巴结 No12，根部切断结扎胃右动、静脉，清除 No5 幽门上淋巴结，沿肝固有动脉表面显露肝总动脉，清除 No8 肝总动脉旁淋巴结向左直达腹腔动脉周围；自贲门右侧向下沿胃小弯清除脂肪及 No1、3 组淋巴结至肿瘤上方 5 cm 处；根部结扎切断胃左动、静脉，清除 No7

胃左动脉干淋巴结、No9 腹腔干周围淋巴结；于肿瘤上方 5 cm 处切断胃，以 28 mm管状吻合器做胃十二指肠端侧吻合，如肿瘤巨大胃切除范围广做 BillrothⅠ式有困难时则宜行 Roux-en-Y 吻合。

(2)近端胃次全切除术：胃底贲门部癌病灶大小未超过 1 个分区者、小弯侧上 1/3 癌适于做近端胃次全切除术。一般以胸腹联合切口为首选手术径路，优点：①先在腹部做小切口探查腹部情况，如腹腔内已有广泛转移而不适于手术，可免除开胸；②手术野暴露良好，有利于病灶及淋巴结的彻底清除；③可切除足够的食管下段，减少切缘阳性的危险性。对病灶较小、未累及食管下段或因年迈伴有心肺功能不全者可考虑经腹手术，暴露不满意时可切除剑突甚或劈开胸骨。手术步骤：切开膈肌，游离食管下段，切断迷走神经前、后干，清除 No110 食管旁淋巴结；分离大网膜及结肠系膜前叶，探查、清除 No15、14 组淋巴结，显露胃网膜右动、静脉，沿大弯向左切开大网膜至肿瘤下缘 5 cm 处；近肝缘切开小网膜、右胃膈韧带及部分膈脚，清除 No1 贲门右淋巴结及 No3 胃小弯淋巴结，胃右动脉旁如无肿大淋巴结可予保留，沿小弯远端向近端分离小网膜至肿瘤下缘 5 cm 处；提起食管下段，切开左侧胃膈韧带、部分膈脚及脾胃韧带，切断结扎胃短动脉、胃网膜左动、静脉，游离胃上部大弯侧，清除 No2 贲门左淋巴结及 No4 胃大弯淋巴结；将已游离的胃、大网膜及结肠系膜前叶上翻，分离胰包膜至胰腺上缘，结扎切断胃后动脉，清除 No10 脾门淋巴结、No11 脾动脉周围淋巴结；于肿瘤上方 5 cm 切断食管，将近端胃向下翻，根部结扎切断胃左动、静脉，清除 No7 胃左动脉干淋巴结、No8 肝总动脉旁淋巴结及 No9 腹腔干周围淋巴结；于肿瘤下方 5 cm切断胃，以 28 mm 管状吻合器做食管胃端侧吻合。近端胃大部切除的操作程序基本上同远端胃大部切除术，但保留远端胃及胃网膜右动、静脉，清除贲门左、脾门及脾动脉旁淋巴结。由于贲门癌浸润食管下端远远超过幽门部癌浸润至十二指肠，故宜于肿瘤上方 5 cm 处切断食管做胃食管端侧吻合术。

(3)全胃切除术：胃体部癌、癌侵及两个分区、皮革胃或下区癌有贲门旁淋巴结转移、上区癌有幽门上下淋巴结转移者均适于做全胃切除术。手术径路以胸腹联合切口暴露较好，操作方便。手术步骤：胃中、下部游离与淋巴结清除的步骤及方法同远端胃次全切除术，十二指肠于幽门下 3～4 cm 切断关闭；游离食管下段、贲门小弯侧、胃上部大弯侧及淋巴结清除同近端胃次全切除术；食管空肠端侧吻合完成消化道重建。当病灶直接侵及脾、胰实质或胰上淋巴结、脾动脉干淋巴结与胰实质融合成团而无法彻底清除时，则做全胃合并脾、胰体尾切除。

全胃切除后消化道重建的种类繁多，理想的消化道重建方式应达到以下功能：①代胃有较好的储存功能，使食糜不过早地排入空肠；②重建消化道尽量接近正常的生理通道；③防止十二指肠液的返流，减少返流性食管炎的发生；④保持较好的营养状况和生活质量；⑤手术安全、简便，手术死亡率低。各种重建的术式各有利弊。Roux-en-Y 吻合减少了十二指肠液返流，但储存功能较差；食管空肠襻式吻合操作简单，但十二指肠液返流发生率较高；双腔、三腔肠管代胃改善了食物的储存功能，但操作复杂、手术时间长。术者宜根据患者的具体情况，在术时选择合适的重建方法。

(4) Appleby 手术：是将腹腔动脉根部结扎后清除全部第 2 站淋巴结，连同全胃、脾、胰体尾部整块切除的根治性手术。手术操作与全胃切除合并脾、胰体尾切除术相似，所不同的是根部切断结扎腹腔动脉后可更彻底地清除腹腔动脉周围的淋巴结，并连同原发灶做整块切除。切断腹腔动脉后肝脏的血供全靠来自肠系膜上动脉的胰十二指肠前下动脉和后上动脉与胃十二指肠动脉吻合后的动脉弓供应肝固有动脉血液，因此在手术时必须确认胃十二指肠动脉并仔细保护免受损伤，肝总动脉必须在胃十二指肠动脉的左侧切断结扎。上述侧支循环的供血量常低于肝总动脉，术后易导致胆囊坏死，故行此术时常规做胆囊切除术。切除后的消化道重建同全胃切除术。肝硬化肝功能明显不全者不宜做此手术。

(5) 胃癌合并受累脏器联合切除术：适用于肿瘤直接浸润邻近脏器或为了彻底清除转移淋巴结而需将邻近脏器合并切除者。60%以上是为清除脾动脉周围及脾门淋巴结而合并胰体、尾及脾切除的扩大根治术。由于脾的免疫功能因而丧失，对无明确脾门淋巴结转移者，做合并胰体、尾及脾切除的扩大根治术应持慎重态度。对胃癌直接浸润食管下端、横结肠、肝、胰等邻近脏器但无远处转移征象者，一般均主张积极将受累脏器合并切除。

(6) 腹主动脉旁淋巴结清除术：癌肿已浸润至浆膜外或浸润至周围脏器伴第 2、第 3 站淋巴结明显转移者适于做此手术。手术步骤：切除大网膜及结肠系膜前叶至胰腺下缘，清除 No15 结肠中动脉周围淋巴结、No14 肠系膜上动静脉根部淋巴结；切断结扎胃网膜右动、静脉，清除 No4d 胃大弯淋巴结、No6 幽门下淋巴结；十二指肠降部外侧做 Kocher 切口，将十二指肠、胰头内翻，清除 No13 胰头后淋巴结，显露下腔静脉、腹主动脉，将结肠肝曲牵向左下，显露肠系膜下动脉，向上清除 No16$b_1$淋巴结；切除小网膜，清除 No12、5、7、8、9、1、3 淋巴结；游离食管下段，切开左侧胃膈韧带，切断腹段食管，清除 No2 贲门左淋巴结，切开脾胃韧带，切断结扎胃短动脉及胃网膜左动、静脉，清除 No4s、No19、No20 和

No16$a_1$淋巴结；将结肠系膜前叶及胰包膜分离至胰腺上缘，显露脾动脉，由脾门向右沿脾动脉清除No10、No11淋巴结至腹腔动脉根部；沿脾动脉根部下缘向右分离显露肝总动脉根部下缘，游离胰腺背侧，自脾动脉及肝总动脉根部下缘沿腹主动脉前向下分离至肠系膜上动脉及左肾静脉上缘，清除No16$a_2$淋巴结；切断十二指肠，将全胃及4站淋巴结全部切除，消化道重建同全胃切除术。本术式称$D_4$手术，日本学者报告伴有腹主动脉周围淋巴结转移者行$D_4$手术后的5年生存率可达10%～20%。但$D_4$手术创伤大、手术时间长、术后并发症多，而且临床实践证明有第4站淋巴结转移者其5年生存率难以达到20%的良好效果，因此选择$D_4$手术应持慎重态度。

3.姑息性手术

主要指姑息性切除，是仅切除原发病灶和部分转移病灶，尚有肿瘤残留的切除手术。

胃癌可因局部浸润、腹膜播散、远处淋巴结转移或血道播散而失去根治性手术的机会，只能做姑息性切除手术以缓解症状，防止或减少出血、穿孔、梗阻等严重并发症的发生。姑息性切除能减轻机体的肿瘤负荷，有利于提高术后化疗、生物治疗等综合治疗的疗效，有助于改善生活质量、延长生存时间。因此，除患者一般情况差不能耐受手术探查外，只要原发病灶局部解剖条件许可，应尽量做姑息性切除术。姑息性切除的原则：对患者的手术创伤愈小愈好；胃切除线不强求距肿瘤边缘5 cm以上，但也不可在切缘有明显的癌残留；淋巴结一般只清除胃周的$N_1$淋巴结，对明显肿大而切除又无困难的$N_2$淋巴结亦可予以摘除；切除后的消化道重建尽量采取简便易行的吻合方法，切忌手术时间冗长、复杂的重建方法；对姑息性全胃切除术应持慎重态度。对癌灶位于幽门部引起幽门梗阻者，如不能姑息性切除，可行胃-空肠吻合术缓解梗阻症状，可适当延长患者的生存时间。对梗阻性胃上部癌伴有转移者，可采用放置食管内支架或内镜激光治疗，也可采用空肠造瘘术，食管-空肠短路手术很少采用。

4.内镜手术

主要适用于无淋巴结转移的早期胃癌，手术方式包括内镜高频电切术、内镜剥离活检术、内镜双套息肉样切除术、局部注射加高频电切术等。由于癌组织的浸润深度和有无局部淋巴结转移难以估计，必须严格掌握指征：①隆起型、浅表隆起型、浅表平坦型，病灶未侵及黏膜肌层、直径＜2 cm的高分化黏膜内早期胃癌；②浅表凹陷型，病灶未侵及黏膜肌层、＜1 cm的中分化黏膜内早期胃癌；③浅表凹陷型，病灶未侵及黏膜肌层、＜0.5 cm的低分化早期胃癌；④因年老体弱不愿意接受手术或伴有心、肺、肝、肾严重的器质性疾病不能耐受手术者。

5.腹腔镜手术

(1)腹腔镜胃局部切除术:适用于位于胃前壁<2 cm 的早期胃癌。经胃镜将癌灶部胃悬吊后,插入腹腔镜自动切割缝合器切除病灶及其周围部分正常胃壁。优点为手术创伤小、失血少、恢复快、并发症少、术后生活质量高,但其远期疗效还有待进一步证实。

(2)腹腔镜胃癌根治术:腹腔镜消化道肿瘤根治是目前腹腔镜技术领域中的热点问题,许多外科学者进行了腹腔镜手术治疗恶性胃肠道肿瘤的探索。腹腔镜胃癌根治术操作复杂,无论是游离胃体、清扫淋巴结、切除标本还是消化道重建,操作步骤及操作平面都较多,整个手术操作没有单一的间隙,需要多层面跳跃进行,使手术难度增加。而且目前有关腹腔镜胃癌根治术的研究均为小样本、非随机的短期试验,有待开展大宗病例的随机临床试验。

**(二)化学治疗**

化疗作为综合治疗的重要组成部分,是胃癌治疗的重要手段之一。

1.术前化疗(新辅助化疗)

对病期较晚的进展期胃癌,术前化疗可使肿瘤缩小,癌灶局限,消灭亚临床转移灶,增加手术切除率,减少术中播散和术后复发,提高手术治疗效果,延长生存期。

2.术中化疗

手术操作可能使癌细胞逸入血液循环而导致血道播散,浸润至浆膜或浆膜外的癌细胞易脱落而引起种植性播散,手术过程中被切断脉管内的癌栓随淋巴液和血液溢入腹腔内可造成腹膜种植,术中化疗为防止医源性播散的重要措施之一。常用药物为 MMC 20 mg 静脉注射,次日再静脉注射 MMC 10 mg。

消灭腹腔内脱落的癌细胞已成为进展期胃癌外科治疗的重要环节,为达此目的,术中应进行腹腔内化疗。术中持续高温腹腔灌注化疗是近 10 余年来开展的新方法,利用腹腔灌洗、热效应及化疗药物作用杀灭腹腔内残存癌细胞,以预防或减少腹膜转移,具有控制腹水、减少局部复发和延长生存期的作用。CHPP 的主要作用机制为:①与正常细胞相比,肿瘤细胞的热耐受性差;②腹腔化疗造成腹腔及门静脉药物高浓度,药物浓度越高,抗癌作用越强;③热疗与化疗药物有协同作用,可以增加肿瘤细胞对化疗药物的敏感性;④腹腔灌洗对腹腔内游离癌细胞具有机械性清除作用。CHPP 的适应证:癌肿浸润至浆膜或浆膜外和/或伴有腹膜播散;术后腹膜复发,或伴有癌性腹水。CHPP 的灌洗液温度:输入温度 44～45 ℃，腹腔内温度 42～43 ℃，输出温度40～42 ℃。持续灌洗时间为 60～90 分钟。常用化疗药物：MMC 20 mg/m$^2$，DDP 200 mg/m$^2$。

3.术后化疗

术后辅助化疗是胃癌最常采用的综合治疗方法，有淋巴结转移的早期胃癌和所有进展期胃癌术后均应做辅助化疗。一般于手术后 4 周开始，2 年内给 3～4 个疗程化疗。术后化疗多采用联合化疗，联合化疗方案的种类繁多，常用的有 FAM、EAP 及 FLP 方案。FAM 方案：5-Fu 500 mg/m$^2$ 静脉滴注，第 1、第 8、第 29、第 36 天；ADM 30 mg/m$^2$ 静脉注射，第 1、第 29 天；MMC 10 mg/m$^2$ 静脉注射，第 1 天；6 周为 1 个疗程，ADM 总量不超过 550 mg。EAP 方案：ADM 20 mg/m$^2$ 静脉注射，第 1、第 7 天；Vp-16 100 mg/m$^2$ 静脉滴注，第 4～6 天；DDP 40 mg/m$^2$ 水化静脉滴注，第 2、第8 天；3 周为 1 周期，3 周期为 1 个疗程；EPA 方案疗效较好，但毒性反应明显。FLP 方案：CF 200 mg/m$^2$ 静脉注射，第 1～5 天；5-Fu 500 mg/m$^2$ 静脉滴注，第 1～5 天；DDP 30 mg/m$^2$ 水化静脉滴注，第 3～5 天；3 周为 1 周期，3 周期为 1 个疗程。联合化疗既可用于术后辅助治疗，亦可用于不能切除及术后复发转移胃癌的姑息性化疗。

4.晚期胃癌化疗

对无法切除的晚期胃癌采用以化疗为主的综合治疗，可以缓解或减轻症状、改善生活质量、延长生存期。

**(三)放射治疗**

放射治疗是进展期胃癌的治疗手段之一，目的在于减少术后局部复发。

1.适应证及禁忌证

未分化癌、低分化癌、管状腺癌、乳头状腺癌均对放疗有一定敏感性；癌灶小而浅在、无溃疡者效果最好，可使肿瘤完全消退；有溃疡者亦可放疗，但肿瘤完全消退者少见。黏液腺癌及印戒细胞癌对放疗耐受，为放射治疗禁忌证。

2.术前放疗

进展期胃癌病灶直径＜6 cm 者适宜术前放疗，＞10 cm 者则不宜。术前放疗剂量以4 周40 Gy为宜，可使 60%以上患者原发肿瘤有不同程度的缩小，手术切除率、生存率提高，局部复发率降低。术前放疗与手术的间隔以 2 周为宜，最迟不超过 3 周。

3.术中放疗

术中放疗的适应证：①Ⅱ、Ⅲ期胃癌原发灶已切除；②无腹膜及肝转移；③淋巴结转移在 2 站以内；④原发灶侵及浆膜面或累及胰腺。剂量以一次性照射

20～30 Gy 为宜，能减少术后局部复发和远处转移，提高生存率。

4.术后放疗

术后放疗一般不作为胃癌的常规辅助治疗手段，但对姑息性切除者，应在癌残留处以银夹标记定位，术后经病理证实其组织学类型非黏液腺癌或印戒细胞癌者可行局部补充放疗。剂量一般为 5 周 50 Gy，因应用较少，疗效无法肯定。

**（四）生物治疗**

生物治疗的适应证包括：①胃癌根治术后适合全身应用免疫刺激剂；②不能切除或姑息切除的病例可在残留癌内直接注射免疫刺激剂；③晚期患者伴有腹水者腹腔内注射免疫增强药物。目前主要有 2 类。

1.过继性免疫治疗

主要原理是给患者输注大量具有抗肿瘤效应的免疫活性细胞，以淋巴因子激活的杀伤细胞（LAK 细胞）和肿瘤浸润淋巴细胞为代表。

2.非特异性生物反应调节剂

通过增强机体总体免疫功能达到治疗目的。目前可能有疗效的有：①BCG（卡介苗）；②OK-432；③PS-K；④香菇多糖；⑤N-CWS（奴卡菌壁架）。

## 七、预后

胃癌是威胁生命健康最严重的恶性肿瘤之一，由于病情发展较快，如出现症状后不进行手术治疗，90％以上的患者会在 1 年内死亡。近年来，随着早期胃癌发现率的提高、手术方法的改进和综合治疗的应用，胃癌的治愈率有所提高，但总的 5 年生存率仍徘徊于 20％～30％。

在影响预后的诸多因素中，病灶的浸润深度与淋巴结转移情况是最重要的因素。淋巴结转移与否对预后的影响极大，淋巴结转移的数量与预后的关系尤为密切，淋巴结转移数越多预后越差。其次是治疗方法，包括手术类型、淋巴结清除范围、综合治疗措施等，其他如肿瘤的病理类型及生物学行为、患者的年龄性别等对预后亦有一定影响。

提高早期胃癌的诊断率和早期胃癌在治疗患者中的构成比，是改善胃癌预后最为有效的措施之一。合理选择手术方式及淋巴结清除范围，加强手术、化疗、放疗及生物治疗的综合治疗措施，亦是改善预后的方法之一。

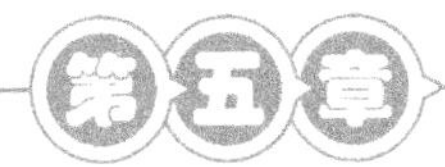

# 肝、胆疾病

## 第一节 肝 囊 肿

### 一、病因与病理

肝囊肿临床上较为常见，分先天性与后天性两大类，后天性多为创伤、炎症或肿瘤性因素所致，以寄生虫性如肝棘球蚴感染所致最为多见。先天性肝囊肿又称真性囊肿，最为多见，其发生原因不明，可由先天性因素所致，可能由肝内迷走胆管与淋巴管在胚胎期的发育障碍，或局部淋巴管因炎性上皮增生阻塞，导致管腔内分泌物滞留所致。可单发，亦可多发，女性多于男性，从统计学资料来看，多发性肝囊肿多有家族遗传因素。

肝囊肿多根据形态学或病因学进行分类，Debakey 根据病因将肝囊肿分为先天性和后天性两大类，其中先天性肝囊肿又可分为原发性肝实质肝囊肿和原发性胆管性肝囊肿，前者又可分为孤立性和多发性肝囊肿；后者则可分为局限性肝内主要胆管扩张和 Caroli 病。后天性肝囊肿可分为外伤性、炎症性和肿瘤性，炎症性肝囊肿可由胆管炎性或结石滞留引起，也可与肝包囊病有关。肿瘤性肝囊肿则可分为皮样囊肿、囊腺瘤或恶性肿瘤引起的继发性囊肿。

孤立性肝囊肿多发生于肝右叶，囊肿直径一般从数毫米至 30 cm 不等，囊内容物多为清晰、水样黄色液体，呈中性或碱性反应，含液量一般在 500 mL 以上，囊液含有清蛋白、黏蛋白、胆固醇、白细胞、酪氨酸等，少数与胆管相通者可含有胆汁，若囊内出血可呈咖啡样。囊壁表面平滑反光，呈乳白色或灰蓝色，部分菲薄透明，可见血管走行。囊肿包膜通常较完整，囊壁组织学可分 3 层。①纤维结缔组织内层：往往衬以柱状或立方上皮细胞。②致密结缔组织中层：以致密结缔组织成分为主,细胞少。③外层为中等致密的结缔组织,内有大量的血管、胆管通过,并有肝细胞,偶可见肌肉组织成分。

多发性肝囊肿分两种情况,一种为散在的肝实质内很小的囊肿,另一种为多囊肝,累及整个肝脏,肝脏被无数大小不等的囊肿占据。显微镜下囊肿上皮可变性扁平或缺如;外层为胶原组织,囊壁之间可见为数较多的小胆管和肝细胞。多数情况下合并多囊肾、多囊脾,有的还可能同时合并其他脏器的先天性畸形。

## 二、临床表现

由于肝囊肿生长缓慢,多数囊肿较小且囊内压低,临床上可无任何症状。但随着病变的持续发展,囊肿逐渐增大,可出现邻近脏器压迫症状,如上腹饱胀不适,甚至隐痛、恶心、呕吐等,少数患者因囊肿破裂或囊内出血而出现急性腹痛。晚期可引起肝功能损害而出现腹水、黄疸、肝大及食管静脉曲张等表现,囊肿伴有继发感染时可出现畏寒、发热等症状。体检可发现上腹部包块,肝大,可随呼吸上下移动、表面光滑的囊性肿物及脾大、腹水及黄疸等相应体征。

肝囊肿巨大时 X 线平片可有膈肌抬高,胃肠受压移位等征象。

B 超检查见肝内一个或多个圆形、椭圆形无回声暗区,大小不等,囊壁菲薄,边缘光滑整齐,后方有增强效应。囊肿内如合并出血、感染,则液性暗区内可见细小点状回声漂浮,部分多房性囊肿可见分隔状光带。

CT 表现为外形光滑、境界清楚、密度均匀一致。平扫 CT 值在 0～20 HU,增强扫描注射造影剂后囊肿的 CT 值不变,周围正常肝组织强化后使对比更清楚。

MRI 图像 $T_1$ 加权呈极低信号,强度均匀,边界清楚;质子加权多数呈等信号,少数可呈略低信号;$T_2$ 加权均呈高信号,边界清楚;增强后 $T_1$ 加权囊肿不强化。

## 三、诊断

肝囊肿诊断多不困难,结合患者体征及 B 超、CT 等影像学检查资料多可做出明确诊断,但如要对囊肿的病因做出明确判断,需密切结合病史,应注意与下列疾病相鉴别。

### (一)肝棘球蚴囊肿

有疫区居住史,嗜酸性粒细胞增多,Casoni 试验阳性,超声检查可在囊内显示少数漂浮移动点或多房性、较小囊状集合体图像。

### (二)肝脓肿

有炎症史,肝区有明显压痛、叩击痛,B 超检查在未液化的声像图上,多呈密集的点状、线状回声，脓肿液化时无回声区与肝囊肿相似，但肝脓肿呈不规则的透声区，无回声区内见杂乱强回声，长期慢性的肝脓肿，内层常有肉芽增生，回声极不规则，壁厚，有时可见伴声影的钙化强回声。

### (三)巨大肝癌中心液化

有肝硬化史及进行性恶病质，B超、CT均可见肿瘤轮廓，病灶内为不规则液性占位。

## 四、治疗

对体检偶尔发现的小而无症状的肝囊肿可定期观察，无须特殊治疗，但需警惕其发生恶变。对于囊肿近期生长迅速，疑有恶变倾向者，宜及早手术治疗。

### (一)孤立性肝囊肿的治疗

1.B超引导下囊肿穿刺抽液术

B超引导下囊肿穿刺抽液术适用于浅表的肝囊肿，或患者体质差，不能耐受手术，囊肿巨大有压迫症状者。抽液可缓解症状，但穿刺抽液后往往复发，需反复抽液，有继发出血和细菌感染的可能。近年有报道经穿刺抽液后向囊内注入无水酒精或其他硬化剂的治疗方法，但远期效果尚不肯定，有待进一步观察。

2.囊肿开窗术或次全切除术

囊肿开窗术或次全切除术适用于巨大的肝表面孤立性囊肿，在囊壁最菲薄、浅表的地方切除1/3左右的囊壁，充分引流囊液。

3.囊肿或肝叶切除术

囊肿在肝脏的周边部位或大部分突出肝外或带蒂悬垂者，可行囊肿切除。若术中发现肝囊肿较大或多个囊肿集中某叶或囊肿合并感染及出血，可行肝叶切除。此外，对疑有恶变的囊性病变，如肿瘤囊液为血性或黏液性或囊壁厚薄不一，有乳头状赘生物时，可即时送病理活检，一旦明确，则行完整肝叶切除。

4.囊肿内引流

术中探查如发现有胆汁成分则提示囊肿与肝内胆管相通，可行囊肿空肠Roux-en-Y吻合术。

### (二)多发性肝囊肿的治疗

多发性肝囊肿一般不宜手术治疗，若因某个大囊肿或几处较大囊肿引起症状时，可考虑行一处或多处开窗术，晚期合并肝功能损害，有多囊肾、多囊膜等，可行肝移植或肝、肾多脏器联合移植。

# 第二节 肝 脓 肿

## 一、细菌性肝脓肿

### (一)流行病学

细菌性肝脓肿通常指由化脓性细菌引起的感染,故亦称化脓性肝脓肿。本病病原菌可来自胆管疾病(占16%~40%),门静脉血行感染(占8%~24%),经肝动脉血行感染报道不一,最多者为45%,直接感染者少见,隐匿感染占10%~15%。致病菌以革兰阴性菌最多见,其中2/3为大肠埃希菌,粪链球菌和变形杆菌次之;革兰阳性球菌以金黄色葡萄球菌最常见。临床常见多种细菌的混合感染。细菌性肝脓肿70%~83%发生于肝右叶,这与门静脉分支走行有关。左叶者占10%~16%;左右叶均感染者为6%~14%。脓肿多为单发且大,多发者较少且小。少数细菌性肝脓肿患者的肺、肾、脑及脾等亦可有小脓肿。尽管目前对本病的认识、诊断和治疗方法都有所改进,但病死率仍为30%~65%,其中多发性肝脓肿的病死率为50%~88%,而孤立性肝脓肿的病死率为12.5%~31%。本病多见于男性,男女比例约为2∶1。但目前的许多报道指出,本病的性别差异已不明显,这可能与女性胆管疾病发生率较高,而胆源性肝脓肿在化脓性肝脓肿发生中占主导地位有关。本病可发生于任何年龄,但中年以上者约占70%。

### (二)病因

肝由于接受肝动脉和门静脉双重血液供应,并通过胆管与肠道相通,发生感染的机会很多。但是在正常情况下由于肝的血液循环丰富和单核吞噬细胞系统的强大吞噬作用,可以杀伤入侵的细菌并且阻止其生长,不易形成肝脓肿。但是如各种原因导致机体抵抗力下降时,或当某些原因造成胆管梗阻时,入侵的细菌便可以在肝内重新生长引起感染,进一步发展形成脓肿。化脓性肝脓肿是一种继发性病变,病原菌可由下列途径进入肝。

1.胆管系统

这是目前最主要的侵入途径,也是细菌性肝脓肿最常见的原因。当各种原因导致急性梗阻性化脓性胆管炎,细菌可沿胆管逆行上行至肝,形成脓肿。胆管疾病引起的肝脓肿占肝脓肿发病率的21.6%~51.5%,其中肝胆管结石并发肝脓肿更多见。胆管疾病引起的肝脓肿常为多发性,以肝左叶多见。

2.门静脉系统

腹腔内的感染性疾病，如坏疽性阑尾炎、内痔感染、胰腺脓肿、溃疡性结肠炎及化脓性盆腔炎等均可引起门脉属支的化脓性门静脉炎，脱落的脓毒性栓子进入肝形成肝脓肿。近年来由于抗生素的应用，这种途径的感染已大为减少。

3.肝动脉

体内任何部位的化脓性疾病，如急性上呼吸道感染、亚急性细菌性心内膜炎、骨髓炎和痈等，病原菌由体循环经肝动脉侵入肝。当机体抵抗力低下时，细菌可在肝内繁殖形成多发性肝脓肿，多见于小儿败血症。

4.淋巴系统

与肝相邻部位的感染如化脓性胆囊炎、膈下脓肿、肾周围脓肿、胃及十二指肠穿孔等，病原菌可经淋巴系统进入肝，亦可直接侵及肝。

5.肝外伤后继发感染

开放性肝外伤时，细菌从创口进入肝或随异物直接从外界带入肝引发脓肿。闭合性肝外伤时，特别是中心型肝损伤患者，可在肝内形成血肿，易导致内源性细菌感染。尤其是合并肝内小胆管损伤，则感染的机会更高。

6.医源性感染

近年来，由于临床上开展了许多肝脏手术及侵入性诊疗技术，如肝穿刺活检术、经皮肝穿刺胆管造影术(PTC)、内镜逆行胰胆管造影术(ERCP)等，操作过程中有可能将病原菌带入肝形成肝的化脓性感染。肝脏手术时由于局部止血不彻底或术后引流不畅，形成肝内积血积液时均可引起肝脓肿。

7.其他

有一些原因不明的肝脓肿，如隐源性肝脓肿，可能肝内存在隐匿性病变。当机体抵抗力减弱时，隐匿病灶“复燃”，病菌开始在肝内繁殖，导致肝的炎症和脓肿。Ranson 指出，25%隐源性肝脓肿患者伴有糖尿病。

**(三)临床表现**

细菌性肝脓肿并无典型的临床表现，急性期常被原发性疾病的症状所掩盖，一般起病较急，全身脓毒性反应显著。

1.寒战和高热

寒战和高热多为最早也是最常见的症状。患者在发病初期骤感寒战，继而高热，热型呈弛张型，体温在38～40 ℃，最高可达 41 ℃，伴有大量出汗，脉率增快，一天数次，反复发作。

2.肝区疼痛

由于肝增大和肝被膜急性膨胀，肝区出现持续性钝痛；出现的时间可在其他症状之前或之后，亦可与其他症状同时出现，疼痛剧烈者常提示单发性脓肿；疼痛早期为持续性钝痛，后期可呈剧烈锐痛，随呼吸加重者提示脓肿位于肝膈顶部；疼痛可向右肩部放射，左肝脓肿也可向左肩部放射。

3.乏力、食欲缺乏、恶心和呕吐

由于伴有全身毒性反应及持续消耗，患者可出现乏力、食欲缺乏、恶心、呕吐等消化道症状。少数患者还出现腹泻、腹胀及顽固性呃逆等症状。

4.体征

肝区压痛和肝增大最常见。右下胸部和肝区叩击痛；若脓肿移行于肝表面，则其相应部位的皮肤呈红肿，且可触及波动性肿块。右上腹肌紧张，右季肋部饱满，肋间水肿并有触痛。左肝脓肿时上述症状出现于剑突下。并发于胆管梗阻的肝脓肿患者常出现黄疸。其他原因的肝脓肿，一旦出现黄疸，表示病情严重，预后不良。少数患者可出现右侧反应性胸膜炎和胸腔积液，可查及肺底呼吸音减弱、啰音和叩诊浊音等。晚期患者可出现腹水，这可能是由于门静脉炎及周围脓肿的压迫影响门静脉循环及肝受损，长期消耗导致营养性低蛋白血症引起。

**（四）诊断**

1.病史及体征

在急性肠道或胆管感染的患者中，突然发生寒战、高热、肝区疼痛、压痛和叩击痛等，应高度怀疑本病的可能，需做进一步详细检查。

2.实验室检查

白细胞计数明显升高，总数达$(1\sim2)\times10^{10}$/L 或以上，中性粒细胞在 90%以上，并可出现核左移或中毒颗粒，谷丙转氨酶、碱性磷酸酶升高，其他肝功能检查也可出现异常。

3.B 超检查

B 超检查是诊断肝脓肿最方便、简单又无痛苦的方法，可显示肝内液性暗区，区内有“絮状回声”并可显示脓肿部位、大小及距体表深度，并用以确定脓腔部位作为穿刺点和进针方向，或为手术引流提供进路。此外，还可供术后动态观察及追踪随访。能分辨肝内直径 2 cm 以上的脓肿病灶，可作为首选检查方法，其诊断阳性率可达 96%以上。

4.X 线片和 CT 检查

X 线片检查可见肝阴影增大、右侧膈肌升高和活动受限，肋膈角模糊或胸腔少量积液,右下肺不张或有浸润,以及膈下有液气面等。肝脓肿在CT图像上均表现为密度减低区,吸收系数介于肝囊肿和肝肿瘤之间。CT可直接显示肝脓肿的大小、范围、数目和位置,但费用昂贵。

5.其他

如放射性核素肝扫描(包括ECT)、选择性腹腔动脉造影等对肝脓肿的诊断有一定价值。但这些检查复杂、费时,因此在急性期患者最好选用操作简便、安全、无创伤性的B超检查。

**(五)鉴别诊断**

1.阿米巴性肝脓肿

阿米巴性肝脓肿的临床症状和体征与细菌性肝脓肿有许多相似之处,但两者的治疗原则有本质上的差别,前者以抗阿米巴和穿刺抽脓为主,后者以控制感染和手术治疗为主,故在治疗前应明确诊断。阿米巴肝脓肿常有阿米巴肠炎和脓血便的病史,发生肝脓肿后病程较长,全身情况尚可,但贫血较明显。肝显著增大,肋间水肿,局部隆起和压痛较明显。若粪便中找到阿米巴原虫或滋养体,则更有助于诊断。此外,诊断性肝脓肿穿刺液为“巧克力”样,可找到阿米巴滋养体。

2.胆囊炎、胆石症

此类病有典型的右上部绞痛和反复发作的病史,疼痛放射至右肩或肩胛部,右上腹肌紧张,胆囊区压痛明显或触及增大的胆囊,X线检查无膈肌抬高,运动正常。B超检查有助于鉴别诊断。

3.肝囊肿合并感染

这些患者多数在未合并感染前已明确诊断。对既往未明确诊断的患者合并感染时,须详细询问病史和仔细检查,亦能加以鉴别。

4.膈下脓肿

膈下脓肿往往有腹膜炎或上腹部手术后感染史,脓毒血症和局部体征较化脓性肝脓肿为轻,主要表现为胸痛,深呼吸时疼痛加重。X线检查见膈肌抬高、僵硬、运动受限明显,或膈下出现气液平。B超可发现膈下有液性暗区。但当肝脓肿穿破合并膈下感染者时,鉴别诊断就比较困难。

5.原发性肝癌

巨块型肝癌中心区液化坏死而继发感染时易与肝脓肿相混淆。但肝癌患者的病史、发病过程及体征等均与肝脓肿不同,如能结合病史、B超和AFP检测,一般不难鉴别。

6.胰腺脓肿

有急性胰腺炎病史,脓肿症状之外尚有胰腺功能不良的表现;肝无增大,无触痛;B超及CT等影像学检查可辅助诊断并定位。

### (六)并发症

细菌性肝脓肿如得不到及时、有效的治疗,脓肿破溃后向各个脏器穿破可引起严重并发症。右肝脓肿可向膈下间隙穿破形成膈下脓肿;亦可再穿破膈肌而形成脓肿;甚至能穿破肺组织至支气管,脓液从气管排出,形成支气管胸膜瘘;如脓肿同时穿破胆管则形成支气管胆瘘。左肝脓肿可穿破入心包,发生心包积脓,严重者可发生心脏压塞。脓肿可向下穿破入腹腔引起腹膜炎。有少数病例,脓肿穿破入胃、大肠,甚至门脉、下腔静脉等;若同时穿破门静脉或胆管,大量血液由胆管排出十二指肠,可表现为上消化道大出血。细菌性肝脓肿一旦出现并发症,病死率将成倍增加。

### (七)治疗

细菌性肝脓肿是一种继发疾病,如能及早重视治疗原发病灶可起到预防的作用。即便在肝脏感染的早期,如能及时给予大剂量抗生素治疗,加强全身支持疗法,也可防止病情进展。

1.药物治疗

对急性期,已形成而未局限的肝脓肿或多发性小脓肿,宜采用此法治疗。即在治疗原发病灶的同时,使用大剂量有效抗生素和全身支持治疗,以控制炎症,促使脓肿吸收自愈。全身支持疗法很重要,由于本病的患者中毒症状严重,全身状况较差,故在应用大剂量抗生素的同时应积极补液,纠正水、电解质紊乱,给予B族维生素、维生素C、维生素K,反复多次输入少量新鲜血液和血浆以纠正低蛋白血症,改善肝功能和输注免疫球蛋白。目前多主张有计划地联合应用抗生素,如先选用对需氧菌和厌氧菌均有效的药物,待细菌培养和药敏结果明确再选用敏感抗生素。多数患者有望治愈,部分脓肿可局限化,为进一步治疗提供良好的前提。多发性小脓肿经全身抗生素治疗不能控制时,可考虑在肝动脉或门静脉内置管滴注抗生素。

2.B超引导下经皮穿刺抽脓或置管引流术

适用于单个较大的脓肿,在B超引导下以粗针穿刺脓腔,抽吸脓液后反复注入生理盐水冲洗,直至抽出液体清亮,拔出穿刺针。亦可在反复冲洗吸净脓液后,置入引流管,以备术后冲洗引流之用,至脓腔直径<1.5 cm时拔除。这种方法简便,创伤小,疗效亦满意。特别适用于年老体虚及危重患者。操作时应注

意:①选择脓肿距体表最近点穿刺,同时避开胆囊、胸腔或大血管。②穿刺的方向对准脓腔的最大径。③多发性脓肿应分别定位穿刺。但是这种方法并不能完全替代手术,因为脓液黏稠,会造成引流不畅,引流管过粗易导致组织或脓腔壁出血,对多分隔脓腔引流不彻底,不能同时处理原发病灶,厚壁脓肿经抽脓或引流后,脓壁不易塌陷。

3.手术疗法

(1)脓肿切开引流术:适用于脓肿较大或经非手术疗法治疗后全身中毒症状仍然较重或出现并发症者,如脓肿穿入腹腔引起腹膜炎或穿入胆管等。常用的手术途径有以下几种。①经腹腔切开引流术:取右肋缘下斜切口,进入腹腔后,明确脓肿部位,用湿盐水垫保护手术野四周以免脓液污染腹腔。先试穿刺抽得脓液后,沿针头方向用直血管钳插入脓腔,排出脓液,再用手指伸进脓腔,轻轻分离腔内间隔组织,用生理盐水反复冲洗脓腔。吸净后,脓腔内放置双套管负压吸引。脓腔内及引流管周围用大网膜覆盖,引流管自腹壁戳口引出。脓液送细菌培养。这种入路的优点是病灶定位准确,引流充分,可同时探查并处理原发病灶,是目前临床最常用的手术方式。②腹膜外脓肿切开引流术:位于肝右前叶和左外叶的肝脓肿,与前腹膜已发生紧密粘连,可采用前侧腹膜外入路引流脓液。方法是做右肋缘下斜切口或右腹直肌切口,在腹膜外间隙,用手指推开肌层直达脓肿部位。此处腹膜有明显的水肿,穿刺抽出脓液后处理方法同上。③后侧脓肿切开引流术:适用于肝右叶膈顶部或后侧脓肿。患者左侧卧位,左侧腰部垫一沙袋。沿右侧第12肋稍偏外侧做一切口,切除一段肋骨,在第1腰椎棘突水平的肋骨床区做一横切口,显露膈肌,有时需将膈肌切开到达肾后脂肪囊区。用手指沿肾后脂肪囊向上分离,显露肾上极与肝下面的腹膜后间隙直达脓肿。将穿刺针沿手指方向刺入脓腔,抽得脓液后,用长弯血管钳顺穿刺方向插入脓腔,排出脓液。用手指扩大引流口,冲洗脓液后,置入双套管或多孔乳胶管引流,切口部分缝合。

(2)肝叶切除术适用于:①病期长的慢性厚壁脓肿,切开引流后脓肿壁不塌陷,长期留有无效腔,伤口经久不愈合者。②肝脓肿切开引流后,留有窦道长期不愈者。③合并某肝段胆管结石,因肝内反复感染、组织破坏、萎缩,失去正常生理功能者。④肝左外叶内多发脓肿致使肝组织严重破坏者。肝叶切除治疗肝脓肿应注意术中避免炎性感染扩散到术野或腹腔,特别对肝断面的处理要细致妥善,术野的引流要通畅,一旦局部感染,将导致肝断面的胆瘘、出血等并发症。肝脓肿急诊切除肝叶,有使炎症扩散的危险,应严格掌握手术指征。

### (八)预后

本病的预后与年龄、身体素质、原发病、脓肿数目、治疗及时与合理及有无并发症等密切相关。有报道称多发性肝脓肿的病死率明显高于单发性肝脓肿。年龄超过 50 岁者的病死率为 79%,而 50 岁以下则为 53%。手术病死率为 10%~33%。全身情况较差,肝明显损害及合并严重并发症者预后较差。

## 二、阿米巴性肝脓肿

### (一)流行病学

阿米巴性肝脓肿是肠阿米巴病最多见的主要并发症。本病常见于热带与亚热带地区。好发于20~50 岁的中青年男性,男女比例约为 10∶1。脓肿以肝右后叶最多见,占 90%以上,左叶不到 10%,左右叶并发者亦不罕见。脓肿单腔者为多。国内临床资料统计,肠阿米巴病并发肝脓肿者占 1.8%~20.0%,最高者可达67%。综合国内外报道 4 819 例中,男性为 90.1%,女性为9.9%。农村高于城市。

### (二)病因

阿米巴性肝脓肿是由溶组织阿米巴原虫所引起,有的在阿米巴痢疾期间形成,有的发生于痢疾之后数周或数月。据统计,60%发生在阿米巴痢疾后 4~12 周,但也有在长达 20~30 年或之后发病者。溶组织阿米巴是人体唯一的致病型阿米巴,在其生活史中主要有滋养体型和虫卵型。前者为溶组织阿米巴的致病型,寄生于肠壁组织和肠腔内,通常可在急性阿米巴痢疾的粪便中查到,在体外自然环境中极易破坏死亡,不易引起传染;虫卵仅在肠腔内形成,可随粪便排出,对外界抵抗力较强,在潮湿低温环境中可存活12 天,在水中可存活 9~30 天,在低温条件下其寿命可为 6~7 周。虽然没有侵袭力,但为重要的传染源。当人吞食阿米巴虫卵污染的食物或饮水后,在小肠下段,由于碱性肠液的作用,阿米巴原虫脱卵而出并大量繁殖成为滋养体,滋养体侵犯结肠黏膜形成溃疡,常见于盲肠、升结肠等处,少数侵犯乙状结肠和直肠。寄生于结肠黏膜的阿米巴原虫,分泌溶组织酶,消化溶解肠壁上的小静脉,阿米巴滋养体侵入静脉,随门静脉血流进入肝;也可穿过肠壁直接或经淋巴管到达肝内。进入肝的阿米巴原虫大多数被肝内单核-吞噬细胞消灭;仅当侵入的原虫数目多、毒力强而机体抵抗力降低时,其存活的原虫即可繁殖,引起肝组织充血炎症,继而原虫阻塞门静脉末梢,造成肝组织局部缺血坏死;又因原虫产生溶组织酶,破坏静脉壁,溶解肝组织而形成脓肿。

### (三)临床表现

本病的发展过程一般比较缓慢,急性阿米巴肝炎期较短暂,如不能及时治疗,继之为较长时期的慢性期。其发病可在肠阿米巴病数周至数年之后,甚至可长达 30 年后才出现阿米巴性肝脓肿。

1.急性肝炎期

在肠阿米巴病过程中,出现肝区疼痛、肝增大、压痛明显,伴有体温升高(持续在 38～39 ℃),脉速、大量出汗等症状亦可出现。此期如能及时、有效治疗,炎症可得到控制,避免脓肿形成。

2.肝脓肿期

临床表现取决于脓肿的大小、位置、病程长短及有无并发症等。但大多数患者起病比较缓慢,病程较长,此期间主要表现为发热、肝区疼痛及肝增大等。

(1)发热:大多起病缓慢,持续发热(38～39 ℃),常以弛张热或间歇热为主;在慢性肝脓肿患者体温可正常或仅为低热;如继发细菌感染或其他并发症时,体温可高达 40 ℃以上;常伴有畏寒、寒战或多汗。体温大多晨起低,在午后上升,夜间热退时有大汗淋漓;患者多有食欲缺乏、腹胀、恶心、呕吐,甚至腹泻、痢疾等症状;体重减轻、虚弱乏力、消瘦、精神不振、贫血等亦常见。

(2)肝区疼痛:常为持续性疼痛,偶有刺痛或剧烈疼痛;疼痛可随深呼吸、咳嗽及体位变化而加剧。疼痛部位因脓肿部位而异,当脓肿位于右膈顶部时,疼痛可放射至右肩胛或右腰背部;也可因压迫或炎症刺激右膈肌及右下肺而导致右下肺肺炎、胸膜炎,产生气急、咳嗽、肺底湿啰音等。如脓肿位于肝的下部,可出现上腹部疼痛症状。

(3)局部水肿和压痛:较大的脓肿可出现右下胸、上腹部膨隆,肋间饱满,局部皮肤水肿发亮,肋间隙因皮肤水肿而消失或增宽,局部压痛或叩痛明显。右上腹部可有压痛、肌紧张,有时可扪及增大的肝脏或肿块。

(4)肝增大:肝往往呈弥漫性增大,病变所在部位有明显的局限性压痛及叩击痛。右肋缘下常可扪及增大的肝,下缘钝圆有充实感,质中坚,触痛明显,且多伴有腹肌紧张。部分患者的肝有局限性波动感,少数患者可出现胸腔积液。

(5)慢性病例:慢性期疾病可迁延数月甚至 1～2 年。患者呈消瘦、贫血和营养性不良性水肿甚至胸腔积液和腹水;如不继发细菌性感染,发热反应可不明显。上腹部可扪及增大坚硬的包块。少数患者由于巨大的肝脓肿压迫胆管或肝细胞损害而出现黄疸。

**(四)并发症**

1.继发细菌感染

继发细菌感染多见于慢性病例，致病菌以金黄色葡萄球菌和大肠埃希菌多见。患者表现为症状明显加重，体温上升至 40 ℃以上，呈弛张热，白细胞计数升高，以中性粒细胞为主，抽出的脓液为黄色或黄绿色，有臭味，光镜下可见大量脓细胞。但用抗生素治疗难以奏效。

2.脓肿穿破

巨大脓肿或表面脓肿易向邻近组织或器官穿破。向上穿破膈下间隙形成膈下脓肿；穿破膈肌形成脓胸或肺脓肿；也有穿破支气管形成肝-支气管瘘，常突然咳出大量棕色痰，伴胸痛、气促，胸部 X 线检查可无异常，脓液自气管咳出后，增大的肝可缩小；肝右叶脓肿可穿破至心包，呈化脓性心包炎表现，严重时引起心脏压塞；穿破胃时，患者可呕吐出血液及褐色物；肝右下叶脓肿可与结肠粘连并穿入结肠，表现为突然排出大量棕褐色黏稠脓液，腹痛轻，无里急后重症状，肝迅速缩小，X 线显示肝脓肿区有积气影；穿破至腹腔引起弥漫性腹膜炎。Warling 等报道 1 122 例阿米巴性肝脓肿，破溃 293 例，其中穿入胸腔 29%，肺 27%，心包 15.3%，腹腔 11.9%，胃 3%，结肠 2.3%，下腔静脉 2.3%，其他 9.25%。国内资料显示，发生破溃的 276 例中，破入胸腔37.6%，肺 27.5%，支气管 10.5%，腹腔 16.6%，其他 7.6%。

3.阿米巴原虫血行播散

阿米巴原虫经肝静脉、下腔静脉到肺，也可经肠道至静脉或淋巴道入肺，双肺呈多发性小脓肿。在肝或肺脓肿的基础上易经血液循环至脑，形成阿米巴性脑脓肿，其病死率极高。

**(五)辅助检查**

1.实验室检查

(1)血液常规检查：急性期白细胞总数可达(10～20)$\times 10^9$/L，中性粒细胞在 80%以上，明显升高者应怀疑合并有细菌感染。慢性期白细胞计数升高不明显。病程长者贫血较明显，血沉可增快。

(2)肝功能检查：多数在正常范围内，偶见谷丙转氨酶、碱性磷酸酶升高，清蛋白下降。少数患者血清胆红素可升高。

(3)粪便检查：仅供参考，因为阿米巴包囊或原虫阳性率不高，仅少数患者的新鲜粪便中可找到阿米巴原虫，国内报道阳性率约为 14%。

(4)血清补体结合试验：对诊断阿米巴病有较大价值。有报道结肠阿米巴期的阳性率为15.5%，阿米巴肝炎期为83%，肝脓肿期可为92%～98%，且可发现隐匿性阿米巴肝病，治疗后即可转阴。但由于在流行区内无症状的带虫者和非阿米巴感染的患者也可为阳性，故诊断时应结合具体患者进行分析。

2.超声检查

B超检查对肝脓肿的诊断有肯定的价值，准确率在90%以上，能显示肝脓性暗区。同时B超定位有助于确定穿刺或手术引流部位。

3.X线检查

由于阿米巴性肝脓肿多位于肝右叶膈面，故在X线透视下可见到肝阴影增大，右膈肌抬高，运动受限或横膈呈半球形隆起等征象。有时还可见胸膜反应或积液，肺底有云雾状阴影等。此外，如在X线片上见到脓腔内有液气面，则对诊断有重要意义。

4.CT检查

CT检查可见脓肿部位呈低密度区，造影强化后脓肿周围呈环形密度增高带影，脓腔内可有气液平面。囊肿的密度与脓肿相似，但边缘光滑，周边无充血带；肝肿瘤的CT值明显高于肝脓肿。

5.放射性核素肝扫描

放射性核素肝扫描可发现肝内有占位性病变，即放射性缺损区，但直径＜2 cm的脓肿或多发性小脓肿易被漏诊或误诊，因此仅对定位诊断有帮助。

6.诊断性穿刺抽脓

这是确诊阿米巴肝脓肿的主要证据，可在B超引导下进行。典型的脓液呈巧克力色或咖啡色，黏稠无臭味。脓液中查滋养体的阳性率很低(为3%～4%)，若将脓液按每毫升加入链激酶10 U，在37 ℃条件下孵育30分钟后检查，可提高阳性率。从脓肿壁刮下的组织中，几乎都可找到活动的阿米巴原虫。

7.诊断性治疗

如上述检查方法未能确定诊断，可试用抗阿米巴药物治疗。如果治疗后体温下降，肿块缩小，诊断即可确立。

**(六)诊断及鉴别诊断**

对中年男性患有长期不规则发热、出汗、食欲缺乏、体质虚弱、贫血、肝区疼痛、肝增大并有压痛或叩击痛，特别是伴有痢疾史时，应疑为阿米巴性肝脓肿。但缺乏痢疾史，也不能排除本病的可能性，因为40%阿米巴肝脓肿患者可无阿米巴痢疾史，应结合各种检查结果进行分析。应与以下疾病相鉴别。

1.原发性肝癌

同样有发热、右上腹痛和肝大等，但原发性肝癌常有传染性肝炎病史，并且合并肝硬化占80%以上，肝质地较坚硬，并有结节。结合B超检查、放射性核素肝扫描、CT、肝动脉造影及AFP检查等，不难鉴别。

2.细菌性肝脓肿

细菌性肝脓肿病程急骤，脓肿以多发性为主，且全身脓毒血症明显，一般不难鉴别(表5-1)。

表5-1　细菌性肝脓肿与阿米巴性肝脓肿的鉴别

| 鉴别点 | 细菌性肝脓肿 | 阿米巴性肝脓肿 |
| --- | --- | --- |
| 病史 | 常先有腹内或其他部位化脓性疾病，但近半数不明 | 40%～50%有阿米巴痢疾或"腹泻"史 |
| 发病时间 | 与原发病相连续或隔数天至10天 | 与阿米巴痢疾相隔1～2周，数月至数年 |
| 病程 | 发病急并突然，脓毒症状重，衰竭发生较快 | 发病较缓，症状较轻，病程较长 |
| 肝 | 肝增大一般不明显，触痛较轻，一般无局部隆起，脓肿多发者多 | 增大与触痛较明显，脓肿多为单发且大，常有局部隆起 |
| 血液检查 | 白细胞和中性粒细胞计数显著增高，少数血细菌培养阳性 | 血细胞计数增高不明显，血细菌培养阴性，阿米巴病血清试验阳性 |
| 粪便检查 | 无溶组织阿米巴包囊或滋养体 | 部分患者可查到溶组织内阿米巴滋养体 |
| 胆汁 | 无阿米巴滋养体 | 多数可查到阿米巴滋养体 |
| 肝穿刺 | 黄白或灰白色脓液能查到致病菌，肝组织为化脓性病变 | 棕褐色脓液可查到阿米巴滋养体，无细菌，肝组织可有阿米巴滋养体 |
| 试验治疗 | 抗阿米巴药无效 | 抗阿米巴药有效 |

3.膈下脓肿

膈下脓肿常继发于腹腔继发性感染，如溃疡病穿孔、阑尾炎穿孔或腹腔手术之后。本病全身症状明显，但腹部体征轻；X线检查肝向下推移，横膈普遍抬高和活动受限，但无局限性隆起，可在膈下发现液气面；B超提示膈下液性暗区而肝内则无液性区；放射性核素肝扫描不显示肝内有缺损区；MRI检查在冠状切面上能显示位于膈下与肝间隙内有液性区，而肝内正常。

4.胰腺脓肿

本病早期为急性胰腺炎症状。脓毒症状之外可有胰腺功能不良，如糖尿、粪便中有未分解的脂肪和未消化的肌纤维。肝增大亦甚轻，无触痛。胰腺脓肿时膨胀的胃挡在病变部前面。B超扫描无异常所见，CT可帮助定位。

**（七）治疗**

本病的病程长，患者的全身情况较差，常有贫血和营养不良，故应加强营养和支持疗法，给予高糖类、高蛋白、高维生素和低脂肪饮食，必要时可补充血浆及蛋白，同时给予抗生素治疗，最主要的是应用抗阿米巴药物，并辅以穿刺排脓，必要时采用外科治疗。

1.药物治疗

(1)甲硝唑：为首选治疗药物，视病情可给予口服或静脉滴注，该药疗效好，毒性小，疗程短，除妊娠早期均可适用，治愈率70%～100%。

(2)依米丁：由于该药毒性大，目前已很少使用。对阿米巴滋养体有较强的杀灭作用，可根治肠内阿米巴慢性感染。本品毒性大，可引起心肌损害、血压下降、心律失常等。此外，还有胃肠道反应、肌无力、神经闪痛、吞咽和呼吸肌麻痹。故在应用期间，每天测量血压。若发现血压下降应停药。

(3)氯喹：本品对阿米巴滋养体有杀灭作用。口服后肝内浓度高于血液200～700倍，毒性小，疗效佳，适用于阿米巴性肝炎和肝脓肿。成人口服第1天、第2天每天0.6 g，以后每天服0.3 g，3～4周为1个疗程，偶有胃肠道反应、头痛和皮肤瘙痒。

2.穿刺抽脓

经药物治疗症状无明显改善者，或脓腔大或合并细菌感染病情严重者，应在抗阿米巴药物应用的同时进行穿刺抽脓。穿刺应在B超检查定位引导下和局部麻醉后进行，取距脓腔最近部位进针，严格无菌操作。每次尽量吸尽脓液，每隔3～5天重复穿刺，穿刺术后应卧床休息。如合并细菌感染，穿刺抽脓后可于脓腔内注入抗生素。近年来也加用脓腔内放置塑料管引流，收到良好疗效。患者体温正常，脓腔缩小为5～10 mL后，可停止穿刺抽脓。

3.手术治疗

常用术式有两种。

(1)切开引流术：下列情况可考虑该术式。①经抗阿米巴药物治疗及穿刺抽脓后症状无改善者。②脓肿伴有细菌感染，经综合治疗后感染不能控制者。③脓肿穿破至胸腔或腹腔，并发脓胸或腹膜炎者。④脓肿深在或由于位置不好不宜穿刺排脓治疗者。⑤左外叶肝脓肿，抗阿米巴药物治疗不见效，穿刺易损伤腹腔脏器或污染腹腔者。在切开排脓后，脓腔内放置多孔乳胶引流管或双套管持续负压吸引。引流管一般在无脓液引出后拔除。

(2)肝叶切除术:对慢性厚壁脓肿,引流后腔壁不易塌陷者,遗留难以愈合的无效腔和窦道者,可考虑做肝叶切除术。手术应与抗阿米巴药物治疗同时进行,术后继续抗阿米巴药物治疗。

**(八)预后**

本病预后与病变的程度、脓肿大小、有无继发细菌感染或脓肿穿破及治疗方法等密切相关。根据国内报道,抗阿米巴药物治疗加穿刺抽脓,病死率为7.1%,但在兼有严重并发症时,病死率可增加1倍多。本病是可以预防的,主要在于防止阿米巴痢疾的感染。只要加强粪便管理,注意卫生,对阿米巴痢疾进行彻底治疗,阿米巴肝脓肿是可以预防的;即使进展到阿米巴肝炎期,如能早期诊断、及时彻底治疗,也可预防肝脓肿的形成。

# 第三节　肝棘球蚴病

## 一、概述

肝棘球蚴病是由棘球蚴绦虫(犬绦虫)的蚴虫(棘球蚴)侵入肝脏而引起的寄生虫性囊性病变,为牧区常见的人畜共患的寄生虫病,分为单房性棘球蚴病(棘球蚴囊肿)和泡状棘球蚴病(滤泡型肝棘球蚴病)两类。前者多见,分布广泛,多见于我国西北和西南牧区。本病可发生于任何年龄和性别,但以学龄前儿童最易感染。当人食用被虫卵污染的水或食物,即被感染。棘球蚴可在人体各器官生长,但以肝脏受累最为常见,约占70%,其次为肺(约20%)。

## 二、病因及流行病学

棘球蚴病是一种人畜共患病,在我国西部牧区及相邻地区流行,且历史悠久,因为发病缓慢,常常得不到重视和及时治疗,严重威胁人民健康,在中国五大牧区之一的新疆,棘球蚴病分布全区。人群棘球蚴病患病率为0.6%～5.2%。在北疆地区绵羊棘球蚴的平均感染率为50%,个别地区成年绵羊棘球蚴感染率几乎达到100%;南疆地区绵羊平均感染率为30%;全疆牛棘球蚴感染率为40%,骆驼感染率为60%,猪感染率3为0%,犬的感染率平均为30%。有关部门1987年在北疆某地一个乡调查7～14岁中小学生319名,棘球蚴病患病率为

0.94%,1999 年同地调查 404 名同龄学生,患病率上升到 2%。甘肃省畜间棘球蚴在高发区牛、羊的平均感染率达到 70%～80%,个别乡镇牲畜感染率高达 100%;感染率在 20%以上的县占全省总县数的32.55%;家犬感染率为 36.84%,而 60 年代家犬棘球蚴感染率为 10.11%。青海省和西藏的高原牧区畜间棘球蚴感染率同样呈高发水平。本病可发生于任何年龄及性别,但最常见的为 20～40 岁的青壮年,男女发病率差异不大。

## 三、病理及病理生理学

棘球蚴绦虫(犬绦虫)最主要的终宿主是犬,中间宿主主要为羊、牛、马,人也可以作为中间宿主。成虫寄生于犬的小肠上段,以头节上的吸盘和小钩固着小肠黏膜上,孕节或虫卵随粪便排出,污染周围环境,如牧场、畜舍、土壤、蔬菜、水源及动物皮毛等,孕节或虫卵被人或多种食草类家畜等中间宿主吞食后,在小肠中卵内六钩蚴孵出,钻入肠壁血管,随血循环至肝、肺等器官,经 5 个月左右逐渐发育为棘球蚴。棘球蚴生长缓慢,需 5～10 年才能达到较大程度。棘球蚴的大小和发育程度不同,囊内原头蚴的数量也不等,可由数千至数万,甚至数百万个。原头蚴在中间宿主体内播散会形成新的棘球蚴,进入终宿主体内则可发育为成虫。

六钩蚴在其运行中可引起一过性的炎性改变,其主要危害是形成棘球蚴囊,棘球蚴囊最常定位于肝。其生长缓慢,5～10 年可达到巨大。棘球蚴囊周围有类上皮细胞、异物巨细胞、嗜酸性粒细胞浸润及成纤维细胞增生,最终形成纤维性包膜(外囊)。棘球蚴囊壁分为两层,内层为生发层,由单层或多层的生发细胞构成,有很强的繁殖能力。生成层细胞增生,形成无数的小突起,为生发囊,其内含有头节。生发囊脱落于囊中称为子囊。棘球蚴囊壁的外层为角质层,呈白色半透明状,如粉皮,具有吸收营养及保护生发层的作用,镜下红染平行的板层状结构,棘球蚴囊内含无色或微黄色体液,液量可达数千毫升,甚至 20 000 mL。囊液中的蛋白质含有抗原体。囊壁破裂后可引起局部变态反应,严重者可发生过敏性休克。棘球蚴囊肿由于退化、感染等,囊可以逐渐吸收变为胶冻样,囊壁可发生钙化。

泡状棘球蚴病较少见,主要侵犯肝脏。其虫体较短,泡状蚴不形成大囊泡,而成海绵状,囊周不形成纤维包膜,与周围组织分界不清,囊泡内为豆腐渣样蚴体碎屑和小泡,囊泡间的肝组织常发生凝固性坏死,病变周围肝组织常有肝细胞萎缩、变性、坏死及淤胆现象。最终可致肝硬化、门静脉高压和肝功能衰竭。

## 四、临床表现

### (一)症状

患者常有多年病史,就诊年龄以20～40岁居多。早期症状不明显,仅仅表现为肝区及上腹部不适,或因偶尔发现上腹部肿块而开始引起注意,较难与其他消化系统疾病相鉴别。随着肿块增大压迫胃肠道时,可出现上腹部肿块、肝区的轻微疼痛、坠胀感、上腹部饱胀及食欲减退、恶心、呕吐等症状;当肝棘球蚴囊肿压迫胆管时,出现胆囊炎、胆管炎及阻塞性黄疸等;压迫门静脉可有脾大、腹水。出现毒性和变态反应时表现为消瘦、体重下降、皮肤瘙痒、荨麻疹、血管神经性水肿等,甚至过敏性休克。

肝棘球蚴病主要的并发症有两个:一是囊肿破裂;二是继发细菌感染。棘球蚴囊肿可因外伤或误行局部穿刺而破入腹腔,突然发生腹部剧烈疼痛、腹部肿块骤然缩小或消失,伴有皮肤瘙痒、荨麻疹、胸闷、恶心、腹泻等变态反应,严重时发生休克。溢入腹腔内的生发层、头节、子囊经数月后,又逐渐发育成多发性棘球蚴囊肿。若囊肿破入肝内胆管,由于破碎囊膜或子囊阻塞胆道,合并感染,可反复出现寒热、黄疸和右上腹绞痛等症状。有时粪便内可找到染黄的囊膜和子囊。继发细菌感染时,主要为细菌性肝脓肿的症状,表现为起病急、寒战、高热、肝区疼痛等。但因有厚韧的外囊,故全身中毒症状一般较轻。囊肿可破入胸腔,表现为脓胸,比较少见。

### (二)体征

早期体征较少。肝棘球蚴囊肿体积增大,腹部检查可见到右肋缘稍膨隆或上腹部有局限性隆起。囊肿位于肝上部,可将肝向下推移,可触及肝脏;囊肿如在肝下缘,则可扪及与肝相连的肿块,肿块呈圆形,表面光滑,边界清楚,质坚韧,有弹性感,随呼吸上下移动,一般无压痛。叩之震颤即棘球蚴囊肿震颤征;囊肿压迫胆道或胆道内种植时,可出现黄疸;囊肿压迫门静脉和下腔静脉,可出现腹水、脾大和下肢水肿等。囊肿破裂入腹腔,则有腹膜炎的体征。

## 五、辅助检查

### (一)实验室检查

(1)嗜酸性粒细胞计数:升高,通常为4%～12%。囊肿破裂尤其是破入腹腔者,嗜酸性粒细胞显著升高,有时可达30%以上。

(2)棘球蚴囊液皮内实验(Casoni试验):是用手术中获得的透明的棘球蚴囊液,滤去头节,高压灭菌后作为抗原,一般用1∶(10～100)等渗盐水稀释液

0.2 mL做皮内注射,形成直径为0.3～0.5 cm的皮丘,15分钟后观察结果。皮丘扩大或周围红晕直径超过2 cm者为阳性。如在注射6～24小时后出现阳性反应者为延迟反应,仍有诊断价值,阳性者提示该患者感染棘球蚴。本试验阳性率可达90%～93%,泡状棘球蚴病阳性率更高。囊肿破裂或并发感染时阳性率增高;包囊坏死或外囊钙化可转为阴性;手术摘除包囊后阳性反应仍保持2年左右。肝癌、卵巢癌及结核包块等可有假阳性。

(3)补体结合试验:阳性率为80%～90%,若棘球蚴已死或棘球蚴囊肿破裂,则此试验不可靠。但此法有助于判断疗效。切除囊肿2～6个月后,此试验转为阴性。若手术1年后补体结合试验仍呈阳性,提示体内仍有棘球蚴囊肿残留。

(4)间接血凝法试验:特异性较高,罕见假阳性反应,阳性率为81%,摘除包囊1年以上,常转为阴性。可借此判定手术效果及有无复发。

(5)ABC-ELISA法:即亲和素-生物素-酶复合物酶联免疫吸附试验,特异性和敏感性均较好。

(6)Dot-ELISA法:操作简单,观察容易,适合基层使用。

**(二)影像学检查**

(1)X线检查:可显示为圆形、密度均匀、边缘整齐的阴影,或有弧形钙化囊壁影。肝顶部囊肿可见到横膈抬高,活动度受限,亦可有局限性隆起,肝影增大。位于肝前下部的囊肿,胃肠道钡餐检查可显示胃肠道受压移位。

(2)B超:表现为液性暗区,边缘光滑,界限清晰,外囊壁肥厚钙化时呈弧形强回声并伴有声影有时暗区内可见漂浮光点反射。超声波检查可清楚地显示并确定囊肿的部位、大小及其与周围组织的关系,有时可发现子囊的反射波。对肝棘球蚴病有重要的诊断意义,也是肝棘球蚴囊肿的定位诊断方法。对肝泡状棘球蚴病需要结合病史及Casoni试验进行诊断。

(3)CT:可明确显示囊肿大小、位置及周围器官有无受压等。

## 六、诊断

本病主要依据疫区或动物接触史及临床表现做出诊断,棘球蚴对人体的危害以机械损害为主。由于其不断生长,压迫周围组织器官,引起细胞萎缩、死亡。同时,因棘球蚴液溢出或渗出,可引起过敏性反应。症状重、体征少是其主要特点。

凡有牧区居住史或与狗、羊等动物接触史者,上腹部出现缓慢生长的肿瘤而全身情况良好的患者,应考虑本病的可能性。凡是怀疑有肝棘球蚴病的患者,严禁行肝穿刺,因囊中内压升高,穿刺容易造成破裂和囊液外溢,导致严重的并发症。

诊断需注意以下几点。

**(一)病史及体征**

早期临床表现不明显,往往不易发觉。在询问病史时应了解患者居住地区,是否有与狗、羊等接触史,除以上临床症状、体征外,还需进行以下检查。

**(二)X 线检查**

肝顶部囊肿可见到横膈升高,活动度受限,亦可有局限性隆起,肝影增大。有时可显示圆形,密度均匀,边缘整齐的阴影,或有弧形囊壁钙化影。

**(三)棘球蚴皮内试验(Casoni 试验)**

棘球蚴皮内试验(Casoni 试验)为肝棘球蚴的特异性试验,阳性率达 90%～95%,有重要的诊断价值。肝癌、卵巢癌及结核包块等曾见有假阳性。

**(四)超声波检查**

超声波检查能显示囊肿的大小和所在的部位,有时可发现子囊的反射波。

**(五)同位素肝扫描**

同位素肝扫描可显示轮廓清晰的占位性病变。

## 七、鉴别诊断

肝棘球蚴囊肿诊断确定后,应同时检查其他部位尤其是肺有无棘球蚴囊肿的存在。本病主要与以下疾病鉴别。

**(一)肝脓肿**

细菌性肝脓肿常继发于胆道感染或其他化脓性疾病,多起病急骤,全身中毒症状重,寒战、高热,白细胞计数明显升高,血细菌培养可阳性。阿米巴肝脓肿多继发于阿米巴痢疾后,起病较慢,全身中毒轻,常有不规则发热及盗汗,如无继发感染,血培养阴性,而脓液为特征性的棕褐色,无臭味,镜检可找到阿米巴滋养体。

**(二)原发性肝癌**

早期仅有乏力、腹胀及食欲减退症状,难以鉴别,但进行性消瘦为其特点之一,同时常有肝区持续性钝痛、刺痛或胀痛。追问既往病史很重要,肝棘球蚴病常有流行区居住史。血清甲胎蛋白(AFP)测定有助于诊断。

**(三)肝海绵状血管瘤**

瘤体较小时可无任何症状,增大后常表现为肝大压迫邻近器官,引起上腹部不适、腹痛及腹胀等,多无发热及全身症状。通过 B 超、肝动脉造影、CT、MRI 或放射性核素肝血池扫描等检查，不难诊断。

**(四)非寄生虫性肝囊肿**

有先天性、创伤性、炎症性及肿瘤性之分。以先天性多见，多发者又称多囊肝。早期无症状，囊肿增大到一定程度，可产生压迫症状。B超可作为首选的诊断及鉴别方法。

## 八、治疗

肝棘球蚴病的治疗目前仍以外科手术为主，对不适合手术者，可行药物治疗。

**(一)非手术治疗**

1.应用指征

早期较小、不能外科手术治疗或术后复发经多次手术不能根治的棘球蚴，也可作为防止播散于手术前应用。

2.药物选择及方法

可试用阿苯达唑每次 400～600 mg，每天 3 次，21～30 天为 1 个疗程；或甲苯达唑，常用剂量200～400 mg/d，21～30 天为 1 个疗程，持续 8 周，此药能通过弥散作用透入棘球蚴囊膜，对棘球蚴的生发细胞、育囊和头节有杀灭作用，长期服药可使棘球蚴囊肿缩小或消失，囊肿萎陷和完全钙化率 40%～80%。新的苯丙咪唑药物丙硫达唑更容易被胃肠道吸收，对细粒棘球蚴合并感染的病例更有效。常用剂量200～400 mg/d，共 6 周。也可选用吡喹酮等药物治疗。

3.PAIR 疗法

在超声波引导下穿刺-抽吸-灌洗-再抽吸方法，疗效显著。

**(二)手术治疗**

手术治疗是肝棘球蚴囊肿主要的治疗方法，可根据囊肿有无并发症而采用不同的手术方法。为了预防一旦在术中发生囊肿破裂，囊液溢入腹腔引起过敏性休克，可在术前静脉滴注氢化可的松 100 mg。

1.手术原则

彻底清除内囊，防止囊液外溢，消除外囊残腔和预防感染。

2.手术方法

(1)单纯内囊摘除术。①适应证：适用于无并发症(即囊肿感染和囊肿破裂)者。②手术要点：显露棘球蚴囊肿后，用碘伏纱布或厚纱布垫将手术区与切口和周围器官隔离，以免囊内容物污染腹腔导致过敏性休克。用粗针头穿刺囊肿抽尽囊液，在无胆瘘的情况下，向囊内注入 30%氯化钠溶液或 10%的甲醛溶液，保留5分钟，以杀死头节，如此反复2～3次，抽空囊内液体(注：上述溶液也可用碘伏溶液代替)。如囊内液体黏稠，可用刮匙刮除。然后切开外囊壁，取尽内囊，并用浸有30%氯化钠溶液或10%甲醛溶液的纱布擦抹外囊壁，以破坏可能残留的生发层、子囊和头节，再以等渗盐水冲洗干净。最后将外囊壁内翻缝合。如囊腔较大，不易塌陷，可将大网膜填入以消灭囊腔。

(2)内囊摘除加引流术。①适应证：棘球蚴囊肿合并感染或发生胆瘘。②手术要点：在内囊摘除的基础上，在腔内置多孔或双套管负压吸引引流。如感染严重，残腔大，引流量多，外囊壁厚而不易塌陷时，可在彻底清除内囊及内容物后，行外囊与空肠侧Y形吻合建立内引流。③注意事项：引流的同时应用敏感抗生素；当引流量减少、囊腔基本消失后开始拔管。

(3)肝切除术。①适应证：单发囊肿体积巨大、囊壁坚厚或钙化不易塌陷，局限于半肝内，而且患侧肝组织已萎缩；限于肝的一叶、半肝内的多发性囊肿和肝泡状棘球蚴病者；引流后囊腔经久不愈，遗留瘘管；囊肿感染后形成厚壁的慢性囊肿。②手术方法：根据囊腔的位置和大小，可考虑做肝部分切除或肝叶切除。

(4)囊肿并发破裂后的处理：囊肿破裂后所产生的各种并发症或同时伴有门静脉高压者，也称为复杂性囊肿。此时处理原则是首先治疗并发症，应尽量吸除腹腔内的囊液和囊内容物，并放置橡胶管引流盆腔数天。然后，根据病情针对肝棘球蚴囊肿进行根治性手术。对囊肿破入胆管内伴有胆道梗阻的患者，应切开胆总管，清除棘球蚴囊内容物，并做胆总管引流。术中应同时探查并处理肝棘球蚴囊肿。

3.术后并发症及处理

(1)胆瘘：囊液呈黄色者表示存在胆瘘，应将其缝合，并在缝合外囊壁残腔的同时，在腔内置多孔或双套管引流。

(2)继发性棘球蚴病：多由手术残留所致，可再次手术或改用药物治疗。

(3)遗留长期不愈的窦道：可行窦道造影，了解窦道的形态、走向及与病灶的关系，行肝部分切除或肝叶切除。

## 第四节　原发性肝癌

肝癌即肝脏恶性肿瘤，可分为原发性和继发性两大类。原发性肝脏恶性肿瘤起源于肝脏的上皮或间叶组织，前者称为原发性肝癌，是我国高发的、危害极大的恶性肿瘤；后者称为肉瘤，与原发性肝癌相比较为少见。继发性或称转移性肝癌系指全身多个器官起源的恶性肿瘤侵犯至肝脏。一般多见于胃、胆道、胰腺、结直肠、卵巢、子宫、肺、乳腺等器官恶性肿瘤的肝转移。近年，肝癌外科治疗的主要进展包括早期切除、难切部位肝癌的一期切除和再切除、不能切除肝癌的二期切除、姑息性外科治疗、肝移植等。小肝癌治疗已由单一切除模式转变为切除为主的多种方法的合理选用。

## 一、流行病学

### （一）发病率

原发性肝癌较之继发性肝癌虽为罕见，但在我国其实际发病率却远较欧美为高。据 Charache 统计：美洲原发性肝癌与继发性肝癌之比例在 1∶(21～64)，Bockus 估计则在 1∶40 左右；但在我国，原发性肝癌与继发性肝癌之比则通常在 1∶(2～4)。

患者大多为男性，其与女性之比为(6～10)∶1。患者之年龄则多在中年前后，以 30～50 岁最多见，20～30 岁者次之，其发病年龄较一般癌瘤为低。文献中报道的原发性肝癌，最幼患者仅为 4 个月的婴儿。徐品琏等报道，男女之比为 3.3∶1，年龄最小者为 12 岁，最大者 70 岁，绝大多数患者(50/57 例，87.7%)在 30～59 岁。

### （二）病因

不同地区肝癌的致病因素不尽相同。在我国病毒性肝炎（乙型和丙型）、食物黄曲霉毒素污染及水污染，被认为是主要的危险因素。另外，北部地区的饮酒、肥胖、糖尿病、吸烟、遗传等因素，亦可能发挥重要作用。

#### 1.肝炎病毒

在已知的肝炎病毒中，除甲型、戊型肝炎病毒外，均与肝癌有关。乙型肝炎病毒（HBV）感染与肝癌发生的密切关系已被诸多研究证实。在发达国家肝癌患者血清中丙型肝炎病毒（HCV）流行率超过 50%。对于 HBV 与 HCV 合并感染者，发生肝癌的危险性进一步增加，因为两者在发生过程中具有协同作用。

#### 2.慢性炎症

任何病变可导致肝脏广泛炎症和损害者，均可能引起肝脏的一系列变化，并最后导致肝癌之发生。Sanes 曾观察到在肝内胆管结石及胆管炎的基础上发生胆管细胞癌的事实。Stewart 等则曾结扎实验动物的肝胆管使发生胆汁积滞，结果导致胆管黏膜的乳头状及腺瘤样增生，且伴有明显的核深染色及丝状分裂现象。

3.肝寄生虫病

肝寄生虫病与肝癌的发生可能有关。它可能先引起肝脏的硬变，再进而发生癌变；也可能是由于肝细胞直接受到刺激的结果。但不少学者也注意到在印度尼西亚爪哇地方肝癌很常见，而该地既无肝蛭亦无血吸虫流行；在埃及则血吸虫病颇多而肝癌鲜见；因此肝寄生虫病与肝癌的关系尚有待进一步研究。

4.非酒精性脂肪变性肝炎(NASH)

近年的研究表明，肥胖、2 型糖尿病和非酒精性脂肪变性肝炎，导致肝脏脂肪浸润，进而造成 NASH，并与肝癌的发生发展有关。美国学者报道，NASH 致肝硬化患者的肝癌发生危险率增加，多因素回归分析显示，年龄大和酒精饮用量是 NASH 相关肝硬化患者发生肝癌的独立影响因素，与非饮酒者相比，规律饮酒者的肝癌发生危险率更高(风险比为 3.6)。

5.营养不良

长期的营养不良，特别是蛋白质和 B 族维生素的缺乏，使肝脏易受毒素作用，最终导致肝癌。

6.其他因素

真菌毒素中的黄曲霉毒素对实验动物有肯定的致癌作用，故人类如食用被黄曲霉毒素污染的花生或其他粮食制品，也可引起肝癌。先天性缺陷及种族或家族的影响，亦曾疑与某些肝癌的发生有关。

## 二、病理

### (一)大体分型

1.结节型

肝脏多呈硬变，但有结节性肿大；其结节为数众多，常在肝内广泛分布，直径自数毫米至数厘米不等，颜色亦有灰黄与暗绿等不同。

2.巨块型

肝脏往往有明显增大，且包有一个巨大的肿块；该肿块大多位于肝右叶，在肿块的周围或表面上则有继发的不规则突起。

3.弥散型

肝大小多正常，有时甚至反而缩小，似有广泛的瘢痕收缩；肝表面有无数的细小结节，外观有时与单纯的肝硬化无异，只有用显微镜检查方可确认。

我国最新的肝癌诊治专家共识，将肝癌分为：①弥漫型；②巨块型，瘤体直径＞10 cm；③块状型，瘤体直径在 5～10 cm；④结节型，瘤体直径在 3～5 cm；⑤小癌型，瘤体直径＜3 cm。

### (二)组织学分型

以组织学论之,则原发性肝癌也可以分为以下 3 类。

1.肝细胞癌(恶性肝瘤)

一般相信系由实质细胞产生,占肝癌病例的 90%～95%,主要见于男性。其典型的细胞甚大,呈颗粒状,为嗜酸性,排列成索状或假叶状,于同一病例中有时可见结节性增生、腺瘤和肝癌等不同病变同时存在,且常伴有肝硬化。

2.胆管细胞癌(恶性胆管瘤)

可能由肝内的胆管所产生,患者以女性为多。其肿瘤细胞呈圆柱状或立方形,排列成腺状或泡状。

3.混合型

混合型即上述两种组织之混合,临床上甚为罕见。

上述组织学上之不同类别与肉眼所见的不同类型之间并无明显关系;不论是何种组织型类,肿瘤都可呈巨块型,或者分布在整个肝脏中。总的说来,原发性肝癌绝大多数是肝细胞癌,主要见于男性,而在女性则以胆管细胞癌为多见。

由于肿瘤细胞的侵袭,肝内门静脉和肝静脉内可有血栓形成,因此约 1/3 的肝癌病例可有肝外的远处转移;以邻近的淋巴结和肺内最多,肋骨或脊柱次之,其他的远处转移则属罕见。远处转移,亦以肝细胞癌发生较早,而胆管细胞癌发生肝外转移者少见。

## 三、临床表现

原发性肝癌的临床表现极不典型,其症状一般多不明显,特别是在病程早期;而其病势的进展则一般多很迅速,通常在数星期内即呈现恶病质,往往在几个月至 1 年内衰竭死亡。临床表现主要是两个方面:①肝硬化的表现,如腹水、侧支循环的发生、呕血及肢体的水肿等;②肿瘤本身所产生的症状,如体重减轻、周身乏力、肝区疼痛及肝大等。

根据患者的年龄不同、病变之类型各异,是否并有肝硬化等其他病变亦不一定,故总的临床表现亦可以有甚大差别。一般患者可以分为 4 个类型。①肝硬化型:患者原有肝硬化症状,但近期出现肝区疼痛、肝大、肝功能衰退等现象;或者患者新近发生类似肝硬化的症状如食欲减退、贫血清瘦、腹水、黄疸等,而肝大则不明显。②肝脓肿型:患者有明显的肝大,且有显著的肝区疼痛,发展迅速和伴有发热及继发性贫血现象,极似肝脏的单发性脓肿。③肝肿瘤型:此型较典型,患者本属健康而突然出现肝大及其他症状,无疑为一种恶性肿瘤。④癌转移型:临床上仅有肿瘤远处转移的表现,而原发病灶不显著,不能区别是肝癌或其他恶性肿瘤;即使肝大者亦往往不能鉴别是原发性还是继发性的肝癌。

上述几种类型以肝肿瘤型最为多见,约半数患者是以上腹部肿块为主诉,其次则为肝脓肿型,1/3 以上的病例有上腹部疼痛和肝大。肝癌的发生虽与肝硬化有密切关系,但临床上肝癌患者有明显肝硬化症状者却不如想象中之多见。

**(一)症状**

肝癌患者虽有上述各种不同的临床表现,但其症状则主要表现在全身和消化系统两个方面。60%~80%的患者有身体消瘦、食欲减退、肝区疼痛及局部肿块等症状;其次如乏力、腹胀、发热、腹泻等亦较常见,30%~50%的患者有此现象;而黄疸和腹水则较国外报道者少,仅约 20%的患者有此症状。此外还可以有恶心、呕吐、水肿、皮肤或黏膜出血、呕血及便血等症状。

**(二)体征**

患者入院时约半数有明显的慢性病容(少数可呈急性病容)。阳性体征中以肝大最具特征:几乎每个病例都有肝大,一般在肋下 5~10 cm,少数可达脐平面以下。有时于右上腹或中上腹可见饱满或隆起,扪之有大小不等的结节(或肿块)存在于肝脏表面,质多坚硬,并伴有各种程度的压痛和腹肌痉挛,有时局部体征极似肝脓肿。唯当腹内有大量腹水或血腹和广泛性的腹膜转移时,可使肝脏的检查发生困难,而上述的体征就不明显。约 1/3 的患者伴有脾大,多数仅可扪及,少数亦可显著肿大至脐部以下。20%的患者有黄疸,大多为轻、中度。其余肝硬化的体征如腹水、腹壁静脉曲张、蜘蛛痣及皮肤黏膜出血等亦时能发现;约40%的患者可出现腹水,比较常见。

上述症状和体征不是每例原发性肝癌患者都具有,相反,有些病例常以某几个征象为其主要表现,因而于入院时往往被误诊为其他疾病。了解肝癌可以有不同类型的表现,当可减少诊断上的错误。

**(三)少见的临床表现**

旁癌综合征为肝癌的少见症状,如红细胞增多症、低血糖等。红细胞增多症占肝癌患者中的 10%左右,可能与肝细胞癌产生促红细胞生成素有关。低血糖发生率亦为 10%左右,可能与肝癌细胞可异位产生胰岛素或肝癌巨大影响肝糖的储备有关。但近年临床上肝癌合并糖尿病者并不少见。

**(四)转移**

肝癌的血路转移较多。侵犯肝内门静脉可致肝内播散;侵入肝静脉则可播散至肺及全身其他部位。肺转移常为弥散多个肺内小圆形病灶,亦有粟粒样表现或酷似肺炎和肺梗死者;如出现在根治性切除后多年者,则常为单个结节。肺转移早期常无症状，以后可出现咳嗽、痰中带血、胸痛、气急等症状。骨转移在晚期患者中并不少见，肾上腺、脑、皮下等转移亦可见到。骨转移常见于脊椎骨、髂骨、股骨、肋骨等，表现为局部疼痛、肿块、功能障碍等，病理性骨折常见。脑转移可出现一过性神志丧失而易误为脑血管栓塞。肝癌亦可经淋巴道转移至附近的淋巴结或远处淋巴结，常先见于肝门淋巴结，左锁骨上淋巴结转移亦时有发现。肝癌还可直接侵犯邻近器官组织，如膈、胃、结肠、网膜等。如有肝癌结节破裂，则可出现腹膜种植。

### (五)并发症

常见的并发症包括肝癌结节破裂、上消化道出血、肝功能障碍、胸腔积液、感染等。

### (六)自然病程

过去报道肝癌的平均生存期仅 2～5 个月，但小肝癌研究提示，肝癌如同其他实体瘤一样也有一个较长的发生、发展阶段。复旦大学肝癌研究所资料显示，肝癌的自然病程至少两年。如果从患者患肝炎开始，由最早证实乙型肝炎开始至亚临床肝癌的发生，中位时间为 10 年左右。

## 四、实验室检查

肝癌的实验检查包括肝癌及其转移灶，肝病背景，患者的免疫功能，其他重要脏器的检查等，其中肝癌标记占最重要的地位。

### (一)甲胎蛋白

1956 年 Bergstrand 和 Czar 在人胎儿血清中发现一种胚胎专一性甲种球蛋白，现称甲胎蛋白(AFP)。这种存在于胚胎早期血清中的 AFP 在出生后即迅速消失，如重现于成人血清中则提示肝细胞癌或生殖腺胚胎癌，此外妊娠、肝病活动期、继发性肝癌和少数消化道肿瘤也能测得 AFP。至今，AFP 仍为肝细胞癌诊断中最好的肿瘤标记，其引申包括 AFP 的异质体与单抗。我国肝癌患者 60%～70% AFP 高于正常值。如用免疫反应或其他方法测得患者血内含有此种蛋白，要考虑有原发性肝细胞癌可能，而在胆管细胞癌和肝转移性癌则不会出现此种异常蛋白。试验的准确性仅为 70%～80%，但本试验一般只有假阴性而极少假阳性；换言之，原发性肝癌患者 AFP 测定有可能为阴性，而试验阳性者则几乎都是肝癌患者，这对肝细胞癌与其他肝病的鉴别诊断有重要意义。

### (二)其他实验室检查

随着病情的发展，多数患者可有不同程度贫血现象。白细胞计数虽多数正常，但有些病例可有明显的增加。林兆耆报道的 207 例肝癌中有 2 例呈类白血病反应，中性粒细胞分别占95%与99%，且细胞内出现毒性颗粒。

各种肝功能试验在早期的原发性肝癌病例多无明显变化，仅于晚期病例方见有某种减退。总体来说，肝功能试验对本病的诊断帮助不大。

## 五、影像学检查

### （一）超声波检查

肝癌常呈“失结构”占位，小肝癌常呈低回声占位，周围常有声晕；大肝癌或呈高回声，或呈高低回声混合，并常有中心液化区。超声可明确肝癌在肝内的位置，尤其是与肝内重要血管的关系，以利于指导治疗方法的选择和手术的进行；有助了解肝癌在肝内及邻近组织器官的播散与浸润。通常大肝癌周边常有卫星结节，或包膜不完整；超声显像还有助了解门静脉及其分支、肝静脉和下腔静脉内有无癌栓，对指导治疗选择和手术帮助极大。

### （二）计算机断层扫描(CT)

CT在肝癌诊断中的价值：有助提供较全面的信息，除肿瘤大小、部位、数目外，还可了解肿瘤内的出血与坏死，其分辨力与超声显像相仿；有助提示病变性质，尤其增强扫描，有助鉴别血管瘤。通常肝癌多呈低密度占位，增强扫描后期病灶更为清晰；近年出现的螺旋CT，对多血管的肝癌，动脉相时病灶明显填充；肝癌典型的CT强化方式为“早出早归”或“快进快出”型；CT肝动脉-门静脉显像在肝癌诊断中的价值也得到重视；碘油CT有可能显示0.5 cm的肝癌，即经肝动脉注入碘油后7～14天再做CT，则常可见肝癌结节呈明显填充，既有诊断价值，又有治疗作用；CT还有助了解肝周围组织器官是否有癌灶。CT的优点是提供的信息比较全面，缺点是有放射线的影响，且价格比超声高。

### （三）MRI检查

MRI检查的优点：能获得横断面、冠状面和矢状面三维图像；对软组织的分辨较好；无放射线影响；对与肝血管瘤的鉴别有特点；不需要增强即可显示门静脉和肝静脉分支。通常肝癌结节在$T_1$加权图呈低信号强度，在$T_2$加权图示高信号强度。但亦有不少癌结节在$T_1$示等信号强度，少数呈高信号强度。肝癌有包膜者在$T_1$加权图示肿瘤周围有一低信号强度环，而血管瘤、继发性肝癌则无此包膜。有癌栓时$T_1$呈中等信号强度，而$T_2$呈高信号强度。

### （四）放射性核素显像

正电子发射计算机断层扫描(PET-CT)的问世是核医学发展的一个新的里程碑，是一种无创性探测生理、生化代谢的显像方法。有助了解肿瘤代谢，研究细胞增殖，进行抗癌药物的评价及预测复发等。PET-CT是将PET与CT融为一体的成像系统，既可由 PET 功能显像反映肝占位的生化代谢信息，又可通过 CT 形态显像进行病灶精确解剖定位。$^{11}C$-醋酸盐与$^{18}F$-脱氧葡萄糖结合可将肝癌探测敏感性提升到 100%。

**(五)肝动脉和门静脉造影**

由于属侵入性检查，近年已不如超声显像与 CT 常用。通常仅在超声与 CT 仍未能定位的情况下使用。近年出现数字减影血管造影使其操作更为简便。肝癌的肝动脉造影的特征为肿瘤血管、肿瘤染色、肝内动脉移位、动静脉瘘等。肝动脉内注入碘油后 7～14 天做 CT，有助 0.5 cm 小肝癌的显示，但有假阳性。目前肝癌做肝血管造影的指征通常为临床疑肝癌或 AFP 阳性，而其他影像学检查阴性；多种显像方法结果不一；疑有卫星灶需做 CTA 者；需做经导管化疗栓塞者。

## 六、临床分期

国际抗癌联盟(UICC)的肝癌 TNM 分期第 6 版做了一些修改。T、N、M 分类主要依据体检、医学影像学和/或手术探查。

$T_0$：无肿瘤。

$T_1$：单发肿瘤，无血管浸润。

$T_2$：单个肿瘤，有血管浸润；多个肿瘤，最大者直径≤5 cm。

$T_3$：多发肿瘤，最大者直径＞5 cm，侵及门静脉或肝静脉的主要属支。

$T_4$：侵及除胆囊以外的邻近器官，穿透脏腹膜。

$N_0$：无区域淋巴结转移。

$N_1$：有区域淋巴结转移。

$M_0$：无远处转移。

$M_1$：有远处转移。

进一步分为Ⅰ～Ⅳ期。

Ⅰ期：$T_1N_0M_0$。

Ⅱ期：$T_2N_0M_0$。

ⅢA 期：$T_3N_0M_0$。

ⅢB 期：$T_4N_0M_0$。

ⅢC 期：任何 $TN_1M_0$。

Ⅳ期：任何 T 任何 $NM_1$。

## 七、治疗

### (一)外科治疗手术适应证

肝癌外科治疗中的基本原则是既要最大限度切除肿瘤又要最大限度地保护剩余肝脏的储备功能。肝癌手术适应证具体如下。

(1)患者一般情况好,无明显心、肺、肾等重要脏器器质性病变。

(2)肝功能正常或仅有轻度损害,肝功能分级属Ⅰ级;或肝功能分级属Ⅱ级,经短期护肝治疗后有明显改善,肝功能恢复到Ⅰ级。

(3)肝储备功能正常范围。

(4)无广泛肝外转移性肿瘤。

(5)单发的微小肝癌(直径≤2 cm)。

(6)单发的小肝癌(2 cm<直径≤5 cm)。

(7)单发的向肝外生长的大肝癌(5 cm<直径≤10 cm)或巨大肝癌(直径>10 cm),表面较光滑,界限较清楚,受肿瘤破坏的肝组织少于30%。

(8)多发性肿瘤,肿瘤结节少于3个,且局限在肝脏的一段或一叶内。

(9)3～5个多发性肿瘤,超越半肝范围者,做多处局限性切除或肿瘤局限于相邻2～3个肝段或半肝内,影像学显示,无瘤肝脏组织明显代偿性增大,达全肝的50%以上。

(10)左半肝或右半肝的大肝癌或巨大肝癌;边界清楚,第一、第二肝门未受侵犯,影像学显示,无瘤侧肝脏明显代偿性增大,达全肝组织的50%以上。位于肝中央区(肝中叶,或Ⅳ、Ⅴ、Ⅷ段)的大肝癌,无瘤肝脏组织明显代偿性增大,达全肝的50%以上。Ⅰ段的大肝癌或巨大肝癌。肝门部有淋巴结转移者,如原发肝脏肿瘤可切除,应做肿瘤切除,同时进行肝门部淋巴结清扫;淋巴结难以清扫者,术后可进行放射治疗。周围脏器(结肠、胃、膈肌或右肾上腺等)受侵犯,如原发肝脏肿瘤可切除,应连同做肿瘤和受侵犯脏器一并切除。远处脏器单发转移性肿瘤,可同时做原发肝癌切除和转移瘤切除。

以上适应证中,符合第(5)～(8)项为根治性肝切除术,符合第(9)～(14)项属姑息性肝切除术。

### (二)手术操作要点

1.控制术中出血

目前方法有第一肝门暂时阻断法、褥式交锁缝扎法、半肝暂时阻断法、常温下全肝血流阻断法等,其中常用者为第一肝门暂时阻断法,采用乳胶管或普通导尿管套扎肝十二指肠韧带,方法简单且控制出血较满意。

2.无瘤手术原则

由于肝脏在腹腔内位置较高且深，暴露较困难。现虽有肝拉钩协助术野显露，但在游离肝脏过程中，有时难免使肝脏和肿瘤受到挤压，有可能增加肿瘤转移的机会。但外科医师在肝肿瘤切除过程中仍需尽量遵循无瘤手术原则，尽量不直接挤压肿瘤部位，在切肝前可在切除范围内切线和肿瘤边缘之间缝合 2～3 针牵引线，既有利于切线内管道显露和处理，又有利于牵拉肝实质后减少肝断面渗血，而避免术者直接拿捏肿瘤。

3.肝断面处理

肝断面细致止血后上下缘或左右缘对拢缝合，对小的渗血点亦可达压迫止血作用。如肝断面对拢缝合张力大，或邻近肝门缝合后有可能影响出入肝脏的血流者，可采用大网膜或镰状韧带覆盖后缝合固定。近来，我们对此类肝断面常涂布医用止血胶再用游离或带蒂大网膜覆盖，止血效果满意。

**（三）术后并发症的预防和处理**

1.术后出血

与术中止血不周、肝功能不佳引起的出血倾向、断面覆盖或对拢不佳等有关。术前要注意患者的凝血功能，术中要争取缩短手术时间，对较大的血管要妥善结扎，断面对拢给予一定的压力且不留无效腔。一般保守治疗，若出血不止需探查。

2.功能失代偿

主要原因为肝硬化条件下肝切除量过大、术中失血过多、肝门阻断时间过长。处理包括足够的氧供，血与蛋白质的及时和足量的补充及保肝治疗。

3.胆漏

左半肝和肝门区肝癌切除后多见。术中处理肝创面前必须检查有无胆漏，处理主要是充分的引流。

4.膈下积液或脓肿

膈下积液或脓肿多见于右肝的切除，尤其是位于膈下或裸区者。主要与止血不佳，有胆漏或引流不畅有关。治疗主要是超声引导下穿刺引流。胸腔积液需考虑有无膈下积液或脓肿。

5.胸腔积液

胸腔积液多见右侧肝切除后。治疗主要是补充清蛋白和利尿，必要时抽胸腔积液。

6.腹水

腹水多见肝硬化严重者或肝切除量大者。治疗为补充清蛋白和利尿。

## 第五节 肝胆管结石

肝胆管结石亦即肝内胆管结石，是指肝管分叉部以上原发性胆管结石，绝大多数是以胆红素钙为主要成分的色素性结石。虽然肝内胆管结石属原发性胆管结石的一部分，有其特殊性，但若与肝外胆管结石并存，则常与肝外胆管结石的临床表现相似。由于肝内胆管深藏于肝组织内，其分支及解剖结构复杂，结石的位置、数量、大小不定，诊断和治疗远比单纯肝外胆管结石困难，至今仍然是肝胆系统难以处理、疗效不够满意的疾病。

### 一、病因和发病情况

原发性肝内胆管结石的病因和成石机制，尚未完全明了。目前比较肯定的主要因素为胆道感染、胆管梗阻、胆汁淤滞、胆管寄生虫病、代谢因素，以及胆管先天性异常等。

几乎所有肝胆管结石患者都有不同程度的胆管感染，胆汁细菌培养阳性率达 95％～100％。细菌谱以大肠埃希菌、克雷伯菌属和脆弱类杆菌等肠道细菌为主。这些细菌感染时所产生的细菌源性 β-葡萄糖醛酸苷酶（β-glucuronidase，β-G）和由肝组织释放的组织源性 β-G，可将双结合胆红素分解为单结合胆红素，再转变成非结合胆红素。它与胆汁中的钙离子结合，形成不溶解的胆红素钙。当胆管中的胆红素钙浓度增加处于过饱和状态，则可沉淀并形成胆红素钙结石。在胆红素钙结石形成的过程中，尚与胆汁中存在的大分子物质——黏蛋白、酸性黏多糖和免疫球蛋白等形成支架结构并与钙、钠、铜、镁、铁等金属阳离子聚合有关。

胆管寄生虫病与肝胆管结石形成的关系已得到确认。已有许多资料证实在一些胆管结石的标本内见到蛔虫残体。显微镜下观察，在结石的核心中找到蛔虫的角质层残片或蛔虫卵等。推测蛔虫或肝吸虫的残骸片段、虫卵等为核心，由不定形的胆色素颗粒或胆红素钙沉淀堆积，加上炎症渗出物、坏死组织碎片、脱落细胞、黏蛋白和胆汁中其他固定成分沉淀形成结石。

胆管梗阻、胆流不畅、胆汁淤滞是发生肝内胆管结石的重要因素和条件。胆汁淤滞、积聚或流速减慢，一方面为成石物质的聚集、沉淀提供了条件，另一方面也是发生和加重感染的重要因素。正常情况下，胆管内胆汁的流动呈层流状态。胆汁中的固体质点沿各自流线互相平行移动，胆汁中的固体成分不易发生聚合。当肝胆管发生狭窄或汇合异常，上端胆管扩张，胆汁停滞；胆管狭窄或扩张后胆汁流动可出现环流现象，有利于成石物质集结，聚合形成结石。胆汁淤滞的原因，多为胆管狭窄、结石阻塞、胆管或血管的先天异常，如肝内胆管的解剖变异，血管异位压迫胆管导致胆流不畅。结石和炎症往往并发或加重狭窄，互为因果，逐渐加重病理和病程进展。

我国各地肝内胆管结石的调查结果，农民所占的比例较多，达 50%～70%。提示肝内胆管结石的发生可能与饮食结构、机体代谢、营养水准和卫生条件等因素有关。

我国和东亚、东南亚一些国家和地区，均属肝内胆管结石的高发区。据 1983—1985 年全国调查结果和近年收集的资料，我国肝内胆管结石占胆道系统结石病的 16.1%～18.2%，但存在明显的地区差别：华北和西北地区仅 4.1%和 4.8%，华中和华南地区高达 25.4%和 30.5%。虽然目前我国尚缺乏人群绝对发病率的资料，但就近年国内文献表明，肝内胆管结石仍然是肝胆系统多见的、难治性的主要疾病之一。

## 二、病理生理改变

肝胆管结石的基本病理改变是由于结石引起胆管系统的梗阻、感染，导致胆管狭窄、扩张，肝脏纤维组织增生、肝硬化、萎缩，甚至癌变等病理改变。

肝内胆管结石 2/3 以上的患者伴有肝门或肝外胆管结石。据全国调查资料 78.3%合并肝外胆管结石，昆明某医院 559 例肝内胆管结石的资料中有 3/4（75.7%）同时存在肝外胆管结石。因此有 2/3～3/4的病例可以发生肝门或肝外胆管不同程度的急性或慢性梗阻，导致梗阻以上的胆管扩张，肝脏淤胆，肝大、肝功损害，并逐渐加重肝内汇管区纤维组织增生。胆管梗阻后，胆管压力上升，当胆管内压力高达2.94 kPa（300 $mmH_2O$）时肝细胞停止向毛细胆管内分泌胆汁。若较长时间不能解除梗阻，最后难免出现胆汁性肝硬化、门静脉高压、消化道出血、肝功障碍等。若结石阻塞发生在肝内某一叶、段胆管，则梗阻引发的改变主要局限于相应的叶、段胆管和肝组织。最后将导致相应的叶、段肝组织由肥大、纤维化至萎缩，丧失功能。相邻的叶、段肝脏可发生增生代偿性增大。如左肝萎缩则右肝代偿性增大。由于右肝占全肝的 2/3，右肝严重萎缩则左肝及尾叶常发生极为明显的代偿增大。这种不对称性的增生、萎缩，常发生以下腔静脉为中轴的肝脏转位，增加外科手术的困难。

感染是肝胆管结石难以避免的伴随病变和临床主要表现之一。炎症改变累及肝实质。胆管结石与胆道系统感染多同时并存，急性、慢性的胆管炎症往往交替出现、反复发生。若结石严重阻塞胆管并发感染，即成梗阻性化脓性胆管炎，并可累及毛细胆管，甚至并发肝脓肿。较长时间的严重梗阻、炎症，感染的胆汁、胆沙、微小结石，可经小胆管通过坏死肝细胞进入肝中央静脉，造成胆沙血症、败血症、肺脓肿和全身性脓毒症、多器官衰竭等严重后果。反复急慢性胆管炎的结果，多为局部或节段性胆管壁纤维组织增生，管壁增厚。逐渐发生纤维瘢痕组织收缩，管腔缩小，胆管狭窄。这种改变多发生在结石部位的附近或肝的叶、段胆管汇合处，如肝门胆管、左右肝管或肝段胆管口等部位。我国 4 197 例肝内胆管结石手术病例的资料，合并胆管狭窄平均占 24.28%，高者达 41.96%。昆明某医院 1 448 例中合并胆管狭窄者占 43.8%，日本59 例肝内胆管结石合并胆管狭窄占 62.7%。可见肝胆管结石合并胆管狭窄的发生率很高。狭窄部位的上端胆管多有不同程度的扩张，胆汁停滞，进一步促进结石的形成、增大、增多。往往在狭窄、梗阻胆管的上端大量结石堆积，加重胆管感染的程度和频率。肝胆管结石的病情发展过程中结石、感染、狭窄互为因果，逐渐地不断地加重胆管和肝脏的病理改变，肝功损毁，最终导致肝叶或肝段纤维化或萎缩。

长期慢性胆管炎或急性炎症反复发生，有些病例的整个肝胆管系统，直至末梢胆管壁及其周围组织炎性细胞浸润，胆管内膜增生，管壁增厚纤维化，管腔极度缩小甚至闭塞，形成炎性硬化性胆管炎的病理改变。

肝内胆管结石合并胆管癌，是近年来才被广泛重视的一种严重并发症。其发生率各家报告的差别较大，为 0.36%～10%。这可能与诊断和治疗方法不同、病程长短等因素有关。

## 三、临床表现

肝胆管结石虽然以 30～50 岁的青壮年多发，但亦可发生在不满 10 岁儿童等任何年龄。女性略多于男性，男女比约为 0.72∶1。50%以上的病例为农民。

### (一)合并肝外胆管结石表现

肝内胆管结石的病例中有 2/3～3/4 与肝门或肝外胆管结石并存。因此大部分病例的临床表现与肝外胆管结石相似。常表现为急性胆管炎、胆绞痛和梗阻性黄疸。其典型表现按严重程度，可出现 Charcot 三联征(疼痛、畏寒发热、黄疸)或 Reynolds 五联征(前者加感染性休克和神志改变)、肝大等。有些患者在非急性炎症期可无明显症状，或仅有不同程度的右上腹隐痛，偶有不规则的发热或轻、中度黄疸，消化不良等症状。

**(二)不合并肝外胆管结石表现**

不伴肝门或肝外胆管结石，或虽有肝外胆管结石，而胆管梗阻、炎症仅发生在部分叶、段胆管时，临床表现多不典型。常不被重视，容易误诊。单纯肝内胆管结石、无急性炎症发作时，患者可以毫无症状或仅有轻微的肝区不适、隐痛，往往在B超、CT等检查时才被发现。

一侧肝内胆管结石发生部分叶、段胆管梗阻并急性感染，引起相应叶、段胆管区域的急性化脓性胆管炎。其临床表现，除黄疸轻微或无黄疸外，其余与急性胆管炎相似。严重者亦可发生疼痛、畏寒、发热、血压下降、感染性休克或神志障碍等重症急性胆管炎的表现。右肝叶、段胆管感染、炎症，则以右上腹或肝区疼痛并向右肩、背放散性疼痛和右肝大为主。左肝叶、段胆管梗阻、炎症的疼痛则以中上腹或剑突下疼痛为主，多向左肩、背放散，左肝大。由于一侧肝叶、段胆管炎，多无黄疸或轻微黄疸，甚至疼痛不明显，或疼痛部位不确切，常被忽略，延误诊断，应予警惕。一侧肝内胆管结石并急性感染，未能及时诊断有效治疗，可发展成相应肝脏叶、段胆管积脓或肝脓肿。长时间消耗性弛张热，逐渐体弱、消瘦。

反复急性炎症必将发生肝实质损害，肝包膜、肝周围炎和粘连。急性炎症控制后，亦常遗留长时间不同程度的肝区疼痛或向肩背放散痛等慢性胆管炎症的表现。

**(三)腹部体征**

非急性肝胆管梗阻、感染的肝内胆管结石患者，多无明显的腹部体征。部分患者可有肝区叩击痛或肝大。左右肝内存在广泛多发结石，长期急慢性炎症反复交替发作者，可有肝、脾大，肝功能障碍，肝硬化，腹水或上消化道出血等门静脉高压征象。

肝内胆管急性梗阻并感染患者，多可扪及右上腹及右肋缘下明显压痛、肌紧张或肝大。同时存在胆总管结石和梗阻，有时可扪及肿大的胆囊或Murphy征阳性。

## 四、诊断

由于肝内胆管解剖结构复杂，结石多发，分布不定，治疗困难，因此对于肝内胆管结石的诊断要求极高。应在手术治疗之前全面了解肝内胆管解剖变异，结石在肝内胆管具体位置、数量、大小、分布及胆管和肝脏的病理改变。如肝胆管狭窄与扩张的部位、范围、程度、肝叶、段增大、缩小、硬化、萎缩或移位等状况，以便合理选择手术方法，制定手术方案。

肝内胆管结石常可落入胆总管，形成继发于肝内胆管的胆总管结石或同时伴有原发性胆总管结石。故所有胆总管结石患者都有肝内胆管结石可能，均应按肝内胆管结石的诊断要求进行各种影像学检查。

**（一）病史**

要详细询问病史，重视临床表现。

**（二）实验室检查**

慢性期可有贫血、低蛋白血症。急性感染期则多有白细胞计数增高，血清转氨酶、胆红素增高。严重急性感染菌血症者，血液培养常有致病菌生长。

**（三）影像学检查**

最后确定诊断并明确结石和肝胆系统的病理状况，主要依靠现代影像学检查。

1.B型超声波检查

简便、易行、无创。对肝内胆管结石的阳性率为70%左右。影像特点是沿肝胆管分布的斑点状或条索状、圆形或不规则的强回声、多数伴有声影，其远端胆管多有不同程度的扩张。但不足之处是难以准确了解结石在胆管内的具体位置、数量和胆管系统的变异和病理状况，并易与肝内钙化灶混淆，难以满足外科治疗的要求。

2.CT扫描

肝内胆管结石CT检查的敏感性和准确率平均80%左右，略高于超声波检查。一般结石密度高于肝组织，对于一些含钙少，散在、不成型的泥沙样胆色素结石可成低密度。在扩张胆管内的结石容易发现，但不伴胆管扩张的小结石不易与钙化灶区别。对于伴有肝内胆管明显扩张、肝脏局部增大、缩小、萎缩或并发脓肿甚至癌变者，CT检查有很高的诊断价值。但不能准确了解肝胆管的变异和结石在肝胆管内的准确位置和分布。

3.经皮肝穿刺胆道系统造影(PTC)和经内镜逆行胆胰管造影(ERCP)

PTC成功后肝胆管的影像清晰，对肝胆管的狭窄、扩张、结石的诊断准确率达95%以上。伴有肝胆管扩张者穿刺成功率90%以上，但无胆管扩张者成功率较低，70%左右。此检查有创，平均有4%左右较严重并发症及0.13%的死亡率。不适于有凝血机制障碍、肝硬化和腹水的病例。ERCP的成功率在86%～98%，并发症约6%，但一般比PTC的并发症轻，死亡率约8/10万。相比之下，ERCP比PTC安全。但若肝门或肝外胆管狭窄者，肝内胆管显影不良或不显影。因此

ERCP 还不能完全代替 PTC。

阅读分析胆道系统造影片时应特别注意肝胆管的正常典型分支及变异，仔细辨明各叶段胆管内结石的具体位置、数量、大小、分布，以及肝胆管狭窄、扩张的部位、范围、程度和移位等。若某一叶段胆管不显影或突然中断，很可能因结石阻塞或严重狭窄，应在术中进一步探明。因此显影良好的胆道系统造影是诊断肝内胆管结石病不可缺少的检查内容。

4.磁共振胆道系统成像

磁共振胆道系统成像可以清楚显示肝胆管系统的影像，无创。用于胆管肿瘤等梗阻性黄疸的影像诊断很有价值。但对于胆固醇和钙质含量少的结石，仅表现为低或无 MR 信号的圆形或不规则形阴影和梗阻以远的胆管扩张。对肝胆管结石的诊断不如 PTC 和 ERCP 清晰。

5.影像检查鉴别结石和钙化灶

目前 B 超和 CT 已广泛用于肝胆系统的影像诊断，或一般体检的检查内容。由于肝内胆管结石和钙化灶在 B 超和 CT 的影像表现相似，常引起患者不安，需要鉴别。一般情况下肝内钙化无胆管梗阻、扩张及感染症状，鉴别不难。但遇无明显症状和无明显胆管扩张的肝内胆管结石或多发成串排列的钙化灶，在 B 超、CT 影像中难于准确区别。昆明某医院曾总结 B 超或 CT 检查报告为肝内胆管结石或钙化灶的225 例进行了 ERCP 或肝区 X 线平片检查，结果证实有 73.8%(166/225)属肝内胆管结石，26.2%(59/225)为肝内钙化病灶。ERCP 显示钙化灶在肝胆管外、结石在肝胆管内。钙化灶多可在 X 线平片上显示肝内胆管结石 X 线平片为阴性，因此最终需要显影良好的胆道系统造影和/或 X 线平片才能区别。

6.术中诊断

由于肝内胆管的解剖结构、结石状况复杂病情因素或设备条件限制，有时未能在术前完成准确定位诊断的检查。有的术前虽已进行 ERCP 或 PTC 等影像检查，但结果并不满意，或术中发现新的病理状况或定位诊断与术前诊断不相符合等情况时，则需在术中进行胆道系统影像学检查，进一步明确诊断。胆管探查取石后，不能确定结石是否取净或疑有其他病理因素者，最好在术中重复影像检查，以求完善术中措施。

术中常用的影像检查方法有术中胆管造影、术中胆管镜检查和术中 B 超检查，可根据具体情况和设备条件选择。一般常用术中胆管造影，影像清晰，准确率高。术中胆管镜检查发现结石，可随即取出，兼有诊断与治疗两者的功能。

## 五、手术治疗

由于肝内胆管的解剖结构和结石的部位和分布复杂多样，并发胆管狭窄的发生率高，取石困难。残留和再发结石率高，迄今治疗效果尚不够满意。目前仍然是肝胆系统难治性疾病之一。

### （一）术前准备

肝内胆管结石，特别是复杂性肝内胆管结石病情复杂，手术难度大，时间长，对全身各系统功能的影响和干扰较大。除按一般常规手术的术前准备外，还应特别注意下列问题。

(1)改善全身营养状况：肝内胆管结石常反复发作胆管炎或多次手术，长期慢性消耗，多有贫血、低蛋白等营养状况不佳。术前应给予高蛋白、高碳水化合物饮食，补充维生素。有低蛋白血症或贫血者应从静脉补充人体清蛋白、血浆或全血，改善健康状况，提高对手术创伤的耐受性和免疫功能。

(2)充分估计和改善肝、肾功能、凝血机制：术前要求肝、肾功能基本正常，无腹水。凝血酶原时间和凝血酶时间在正常范围。

(3)重视改善肺功能：肝胆系统手术，对呼吸功能影响较大，易发生肺部并发症。术前应摄胸片，必要时检查肺功能。有慢性支气管炎或肺功能较差，应在术前治疗基本恢复后进行手术。

(4)抗感染治疗：肝内胆管结石，多有肠道细菌的感染因素存在，术前应使用对革兰阴性细菌和厌氧菌有效的抗菌药物，控制感染。

### （二）麻醉

可根据病情、术前诊断、估计手术的复杂程度选择麻醉。若为单纯切开肝门或肝外胆管取石，连续硬膜外麻醉多可完成手术。但肝内胆管结石多为手术复杂、时间较长，术中需要严密监控呼吸、循环状况，选择气管内插管全身麻醉比较安全。

### （三）体位和切口

一般取仰卧位或右侧抬高 20°～30°的斜卧位。若遇体形宽大或肥胖患者，适当垫高腰部或升高肾桥便于操作。切口最好选择右肋缘下斜切口，必要时向左肋缘延伸呈屋顶式。如果术前能够准确认定右肝内无胆管狭窄等病变存在，手术不涉及右肝者，也可采用右上腹经腹直肌切口，必要时向剑突方向延长，亦可完成左肝切除或左肝内胆管切开等操作。

### （四）手术方式的选择

肝内胆管结石手术治疗的原则和目的是取净结石、解除狭窄、去除病灶、胆流通畅和防止感染。为了达到上述目的，需要根据结石的部位、大小、数量、分布范围和肝胆管系统、肝脏的病理改变及患者的全身状况综合分析，选择合理、效佳的手术方式。

治疗肝内胆管结石的术式较多，目前较常用的主要术式有胆管切开取石、引流，胆管整形，胆肠吻合，肝叶、肝段切除等基本术式和这几种术式基础上的改进术式，或几种术式的联合手术。

1.单纯肝外胆管切开取石引流术

仅适用于不伴肝内外胆管狭窄，Oddi 括约肌功能和乳头正常，局限于肝门和左右肝管并容易取出的结石。取石后放置 T 形管引流。

2.肝外胆管切开、术中、术后配合使用纤维胆管镜取石引流术

适用于肝内Ⅱ、Ⅲ级以上胆管结石并有一定程度的胆管扩张，允许胆管镜到达结石部位附近，而无明显肝胆管狭窄或肝组织萎缩者。取石后放置 T 形管引流。若术后经 T 形管造影发现残留结石，仍可用纤维胆管镜通过 T 形管的窦道取石。昆明某医院按此适应证的 461 例，平均随访 5 年半的优良效果达 85.7%。

3.肝叶、肝段切除术

1957 年我国首次报道用肝叶切除术治疗肝内胆管结石，今已得到确认和普遍采用。肝切除可以去除病灶，效果最好，优良达 90%～95%。其最佳适应证为局限性的肝叶肝段胆管多发结石，合并该叶段胆管明显狭窄或已有局部肝组织纤维化、萎缩者。对于肝内胆管广泛多发结石或合并多处肝胆管狭窄者，则需与其他手术方法联合使用，才能充分发挥其优越性。

4.狭窄胆管切开取石、整形

单纯胆管切开取石、整形手术，不改变胆流通道，保留 Oddi 括约肌的生理功能为其优点。但此法仅适于肝门或肝外胆管壁较薄、瘢痕少、范围小的单纯环状狭窄。取石整形后应放置支撑管半年以上。对于狭窄部胆管壁厚或其周围结缔组织增生、瘢痕多、狭窄范围大者，日后瘢痕收缩、容易再狭窄。因此大多数情况下，胆管狭窄部整形应与胆肠吻合等联合应用，才能获得远期良好的效果。

5.胆管肠道吻合术

胆肠吻合的目的是为了解除胆管狭窄、重建通畅的胆流通道，并有利于残留或再发结石排入肠道，目前已广泛应用于治疗肝胆管结石并狭窄者。胆肠吻合的手术方式包括胆总管十二指肠吻合、胆管空肠 Roux-en-Y 吻合、胆管十二指肠空肠间置 3 种基本形式，或在此基础上设置空肠皮下盲瓣等改进的术式。

(1)胆总管十二指肠吻合术：不可避免地发生明显的十二指肠内容物向胆管

反流。此术式用于肝内胆管结石的优良效果仅为42%～70%。不适于难以取净的肝内胆管结石或合并肝门以上的肝内胆管狭窄、肝萎缩者。对于无肝门、肝内胆管狭窄或囊状扩张、不伴肝纤维化、肝萎缩、肝脓肿，并已确认结石取净无残留结石，仅单纯合并胆总管下段狭窄者，可以酌情选用。总之肝内胆管结石在多数情况下不宜采用这一术式，应当慎重。

(2)胆管空肠 Roux-en-Y 吻合术：空肠襻游离性好、手术的灵活度大，几乎适用于各部位的胆管狭窄。无论肝外、肝门和肝内胆管狭窄段切开，取出结石后均可将切开的胆管与空肠吻合。可以达到解除狭窄、胆流通畅的目的。辅于各种形式的防反流措施，可以减轻胆管反流，减少反流性胆管炎。优良效果在85%～90%。

(3)胆管十二指肠空肠间置术：适应证和效果与胆管空肠 Roux-en-Y 吻合相近，但其胆管反流和胆汁淤积比 Roux-en-Y 吻合明显，较少采用。

*6.游离空肠通道式胆管造口成形术*

切取带蒂的空肠段12～15 cm，远侧端与切开的肝胆管吻合，近端缝闭成盲瓣留置于腹壁皮下。既可解除肝胆管狭窄又保留 Oddi 括约肌的正常功能。日后再发结石，可通过皮下盲瓣取石。适于胆总管下段、乳头无狭窄和 Oddi 括约肌正常者。

*7.肝内胆管结石并感染的急诊手术*

肝内胆管结石并发梗阻性的重症急性胆管炎，出现高热、休克或全身性严重中毒症状，非手术治疗不能缓解者，常需急诊手术。急诊情况下，不宜进行复杂手术。一般以解除梗阻、疏通胆管引流胆汁为目的。应根据梗阻部位选择手术方式。肝外胆管、肝门胆管或左右肝管梗阻，一般切开肝外或肝门胆管可以取出结石，放置 T 管引流有效。肝内叶、段胆管梗阻，切开肝外或肝门胆管取石困难者，可在结石距肝面的浅表处经肝实质切开梗阻的肝胆管，取出结石后放置引流管。待病情好转、恢复后3个月以上再行比较彻底的根治性手术为妥。

# 参考文献

[1] 徐冬,肖建伟,李坤,等.实用临床外科疾病综合诊疗学[M].青岛:中国海洋大学出版社,2021.
[2] 李兴泽.临床外科疾病诊疗学[M].昆明:云南科技出版社,2020.
[3] 王科学.实用普通外科临床诊治[M].北京:中国纺织出版社,2020.
[4] 刘卿.临床外科疾病诊断精要[M].天津:天津科学技术出版社,2020.
[5] 张祁,吴科敏.普外科常见病临床诊疗方案与护理技术[M].北京:中国纺织出版社,2021.
[6] 刘秦鹏.现代临床外科疾病诊断与治疗[M].天津:天津科学技术出版社,2020.
[7] 周茂松.现代临床外科学[M].西安:陕西科学技术出版社,2021.
[8] 倪强.外科疾病诊疗学[M].天津:天津科学技术出版社,2020.
[9] 高曰文.临床普通外科诊疗[M].北京:科学出版社,2020.
[10] 平晓春,李孝光,邢文通.临床外科与诊疗实践[M].汕头:汕头大学出版社,2021.
[11] 马大实.新编普通外科手术实践[M].天津:天津科学技术出版社,2020.
[12] 梁君峰.实用普通外科临床外科疾病诊治[M].天津:天津科学技术出版社,2020.
[13] 强泽好.外科综合治疗学[M].天津:天津科学技术出版社,2020.
[14] 高贵云.实用临床外科诊疗新进展[M].济南:山东大学出版社,2021.
[15] 袁磊.普通外科基础与临床[M].天津:天津科学技术出版社,2020.
[16] 游波.外科学理论与实践[M].天津:天津科学技术出版社,2020.
[17] 刘业东.外科诊疗学[M].长春:吉林大学出版社,2020.

[18] 姚磊.临床常见外科疾病诊疗与手术技巧[M].北京:中国纺织出版社,2021.
[19] 马同强.现代外科诊疗精要[M].北京:科学技术文献出版社,2020.
[20] 潘红.实用外科临床诊疗[M].北京:科学技术文献出版社,2020.
[21] 孔天天.外科诊断与治疗[M].天津:天津科学技术出版社,2020.
[22] 周天宇.临床外科诊疗学[M].长春:吉林大学出版社,2020.
[23] 邱兆友.外科临床诊疗规范[M].长春:吉林科学技术出版社,2020.
[24] 林雁,邢文通,李孝光.常见外科疾病诊疗与手术学[M].汕头:汕头大学出版社,2021.
[25] 门秀东.普通外科诊疗思维[M].天津:天津科学技术出版社,2020.
[26] 王成云.临床外科荟萃[M].北京:中国纺织出版社,2020.
[27] 冯诚.实用外科诊疗对策[M].北京:科学技术文献出版社,2020.
[28] 张福涛.普外科常见疾病诊疗新进展[M].上海:上海科学普及出版社,2021.
[29] 罗东林.现代外科疾病诊治与进展[M].北京:科学技术文献出版社,2020.
[30] 范迪坤.常见外科疾病诊疗操作[M].天津:天津科学技术出版社,2020.
[31] 李永峰.新编临床外科治疗学[M].天津:天津科学技术出版社,2020.
[32] 刘国鹏.现代外科疾病诊断与治疗[M].长春:吉林科学技术出版社,2020.
[33] 张淑芳.实用外科疾病诊治与护理[M].北京:科学技术文献出版社,2020.
[34] 马克高.常见外科疾病诊断与治疗[M].上海:上海交通大学出版社,2020.
[35] 康春博.精编外科疾病诊疗学[M].长春:吉林科学技术出版社,2020.
[36] 王立珍,张琰,徐丽婷,等.细菌性肝脓肿的临床特点、病原菌分布与治疗分析[J].临床医学研究与实践,2023,8(3):16-19.
[37] 王海静,张玉盼.以疑似幽门梗阻起病的原发性甲状旁腺功能亢进症1例报告[J].吉林医学,2022,43(7):2011-2012.
[38] 高福磊,沈炜,黄祥忠,等.对老年胃十二指肠溃疡大出血患者进行介入栓塞治疗的效果观察[J].当代医药论丛,2020,18(22):16-17.
[39] 刘红,王耀,胡于凤,等.介入穿刺引流与外科手术引流治疗肝囊肿患者疗效分析[J].实用肝脏病杂志,2021,24(5):745-748.
[40] 雷劲松.彩色多普勒超声诊断与鉴别亚急性甲状腺炎的应用价值[J].数理医药学杂志,2020,33(8):1130-1132.